Beiträge

zur

Kenntniss des Klimas und der Krankheiten

Ost-Asiens,

gesammelt

auf der Preuss. Expedition in den Jahren 1860, 1861 und 1862

von

C. Friedel, D. M.,

Assistenz-Arzt in der Königlich Preussischen Marine.

Berlin, 1863.

Druck und Verlag von Georg Reimer.

Vorbemerkung.

Die Veranlassung zu den nachfolgenden Blättern wurde zunächst herbeigeführt durch die an die Aerzte des ostasiatisch-preussischen Geschwaders gerichtete Aufforderung des Herrn Professor Virchow, Notizen und Nachrichten über die Verbreitung des Aussatzes, seine Formen, Heilbarkeit u. s. w. in diesen Gegenden zu sammeln. Die für diesen Special-Zweck beigebrachten Beobachtungen, eigene und fremde, sind im Archiv für pathologische Anatomie und klinische Medicin von dessen geschätztem Redacteur schon veröffentlicht oder noch im Druck befindlich. Beim Studiren der einschlägigen Litteratur und beim genaueren Bekanntwerden mit den dortigen Collegen und den Leistungen der Missionshospitäler, traf ich aber auf eine Fülle interessanter Thatsachen, die in Hospital-Rapporten, Flugschriften, ethnographischen Journalen und sonst schwer zugänglicher Litteratur gelehrter Gesellschaften, zerstreut sind und mir der Sammlung und weiteren Bekanntmachung werth schienen. Dazu habe ich Gelegenheit gehabt, selbst manches Interessante zu sehen und zu lernen, und fühlte ein gewisses Bedürfniss, dies auch weiter bekannt zu machen. So wenig dies nun auch Alles ist, so mag es doch als ein Gerüst, ein Fachwerk dienen, um zukünftigen Beobachtern Anlass zu dessen Ausfüllung zu geben, und ihnen die Mühe ersparen, alles das noch einmal zu sammeln und zu digeriren, was ich in dieser Zeit schon zusammengebracht habe. Zudem fallen dergleichen Studien und Arbeiten recht eigentlich in das Fach des Marinearztes und geben ihm Gelegenheit, aus dem Schematismus und den Formularen des Dienstes herauszutreten und nach eigener Lust und Liebe zu arbeiten. Solcher Anregungen und Aufgabestellungen bedürfen wir als Marineärzte recht sehr, und kann ich nur wünschen, dass man uns in Zukunft jedesmal irgend ein solches Thema zur Bearbeitung stelle. Es wird an Lust und gutem Willen bei uns dazu nicht fehlen. Diesen Punkt angeregt zu haben, war mit eine Veranlassung zur Veröffentlichung dieser Blätter, und es soll mich freuen, wenn ich dies vielleicht hierdurch erreiche.

Danzig, im December 1862.

C. Friedel.

Das Gebiet über welches sich die bisher angestellten Beobachtungen erstrecken, ist ein der europäischen Welt erst seit circa 8 Jahren wieder aufgeschlossener Archipel und ein unter den verschiedensten Einflüssen stehender Küstenstrich, der auch erst in neuerer Zeit wissenschaftlichen Untersuchungen zugänglich geworden ist. Beide zusammen erstrecken sich vom 13. Gr. NBr. bis zum 42. und vom 100. OL. bis zum 149. Von Felsenketten umschlossene Buchten, weite flache Ebenen, bergige Inseln, Sümpfe und Dschungeln, grosse Flussgebiete, kalte und warme Seeströmungen bringen die verschiedenen Plätze unter die abwechselndsten Bedingungen.

Im Norden ist es der japanische Inselzug, der sich unsern Forschungen zunächst darbietet. Hier ist fast eine reine terra incognita. Unsere Kenntniss der für eine medicinische Topographie in Betracht kommenden Thatsachen beschränkt sich hier auf deren allernothdürftigste Grundlagen. Klimatologische Beobachtungen sind bis jetzt nur auf kürzere Zeiten gemacht worden und noch sehr unvollständig. Die Mittheilungen des Dr. Green vom Perry-schen Geschwader (in dessen und W. Heine's Reisewerken) sind noch ganz dürftig und leer.

Auf Japan folgt der ausgedehnte Küstenstrich von Tientsin bis Bangkok, auf welchem eine Reihe von Städten etc. gelegen ist, die für den europäischen Verkehr meist seit 1842, einige erst seit 1858 und 1861 zugänglich sind: Tientsin, Tschifuh, Shanghae, der berüchtigte Tschusan-Archipel, Ningpo, Futschau, Amoy, Canton, Macao, die Insel Hongkong, Saigon und endlich Bangkok. Hier im tropischen Süden erstreckt sich ein grosser, stiller, selten von Stürmen bewegter Golf tief in den Continent hinein, über den selbst die regelmässigen Luftströmungen der Monsune fast kraftlos hinwehen. Hier sind die Unterschiede der Jahreszeiten kaum nach dem Thermometer zu bestimmen; der Regenmesser und die Windrichtung machen hier Sommer und Winter. Oben im Norden finden wir auch eine tief einschneidende, fast rings umher eingeschlossene Bai, im Winter fast unbefahrbar, im Sommer von wirbelnden Sandstürmen oder brennender Sonnenhitze heimgesucht. Dort unten lebt der Eingeborne sorglos und unbekümmert um Winter und Sommer, nur mit dem nationalen Sarong, einem baumwollenen Tuche, um die Hüften geschlungen, bekleidet. In der mongolischen Ebene zwingen die heisse Sommersonne und die heissen Steppenwinde von Mai bis September die Einwohner zu einem ähnlichen Costüm, zu der weiten chinesischen Hose, ohne Jacke oder andere Kleidungsstücke für den Oberkörper, während sie vom Ende September an schon die drei- und vierfachen Pelze anlegen und Nachts auf geheizten Ofenbetten schlafen müssen, um nicht zu erfrieren. Alle Abstufungen äusserer Einflüsse finden sich zwischen diesen beiden Extremen auf unserer Küste vereinigt und wir finden daher auch hier eine Reihe von Erscheinungen, die sich erst verstehen lassen, wenn wir uns ein etwas genaueres Bild von der Beschaffenheit des Landes und seiner Bildung gemacht haben werden. Wir haben daher Rücksicht zu nehmen auf terrestrische, atmosphärische und menschliche Verhältnisse bei Betrachtung der einzelnen Punkte, auf deren Lage an Gebirgs- und Hügelketten, auf Hochebenen, Inseln, an vulcanischen Territorien, an Flüssen, Sümpfen, Dschungeln, Buchten, Ueberschwemmungsterrains, oceanischen Strombetten u. s. w. Thermometrische Verhältnisse, Luftströmungen, Luftfeuchtigkeit, Menge des atmosphärischen Niederschlages, die nicht seltenen Staubschauer, theils vulcanischer, theils rein mechanischer Natur, wären ferner mit in Betracht zu ziehen.

Betrachten wir zunächst die Bodenverhältnisse unseres Terrains, so tritt uns ein sehr wechselndes Bild entgegen. Nur im japanischen Archipel bleibt der Charakter der 3 bis jetzt offenen Häfen ziemlich gleich und da es sich hier vorläufig eben nur um diese äusserlichen Verhältnisse handelt, so will ich gleich alle zusammen hier besprechen, um viele Wiederholungen zu vermeiden.

Hacodade auf Jezo ist der nördlichste dieser Häfen und den Europäern zwar schon seit längerer Zeit bekannt, seit Laxmann's

(1793) und Golownin's (1811) Aufenthalt daselbst, aber bis heute fast noch ein ganz unbebautes Gebiet. Seit Perry und seit die Engländer unter Richards hier Aufnahmen gemacht haben (1854 und 1858) und die alliirten Geschwader im russischen Kriege hier zuweilen stationirt waren, ist schon etwas mehr Licht auf diesen Punkt geworfen worden, aber alles rein topographischer und klimatologischer Natur. Von nosographischen Beobachtungen ist fast noch gar nichts bekannt geworden und wird es auch wohl fürs Erste schwerlich werden, da die Japanesen intelligent und ausdauernd genug sind, um sich ihre eigenen Aerzte in der seit dem 15. November 1857 eröffneten medicinischen Schule in Nagasaki (unter Direction des Dr. Pompe van Meerdervoort von der holländischen Marine) ausbilden zu lassen und sich schwerlich zahlreich den Missions- und andern fremden Aerzten in die Hände geben werden.

Jezo, die nördlichste der 4 japanischen Inseln, erstreckt sich von 41° 25′ NB. bis 45° 30′ NB. Vom Innern ist den Fremden fast nichts bekannt und man hat nur die japanischen Quellen als Anhalt. Die Ureinwohner, bald als Atsuma-Jebis', d. h. östliche Barbaren, bald wieder als Maŏ-Jin, d. h. haarige Leute, bezeichnet, nennen sich selbst Aino's, d. h. Männer, Menschen. Sie sind von den Japanern bedeutend verschieden, grösser als das Mittelmass, haben kaukasische Gesichtszüge, grade, volle Augen, vortretende Nase, ovales Gesicht; dichtes, reichliches, schwarzes Haar, etwas lockig, bedeckt ihren Kopf; die Bärte der Männer sind enorm dick und lang. Ihre Kleidung besteht aus Fellen, besonders Bärenfellen, ihr Fusszeug ist eine Art Mocassin. Sie leben in elenden, schmutzigen, räucherigen Hütten und essen fast nur Fisch und Reis. Sie halten sich sehr grade, sind stark gebaut und bilden in jeder Beziehung einen grellen Gegensatz gegen die kleinen, geschmeidigen und untersetzten Japaner. Früher bewohnten sie auch noch den östlichen Theil von Nipon, wurden hier 660 a. C. vom ersten japanischen Kaiser Zin-Mu unterworfen und allmählig nördlich gedrängt. Die letzten des Stammes wohnten noch unter dem 12. Dairi, 71 a. C. auf Nipon.

Das Land selbst ist bergig und öde. Dicht mit Fichten bewaldete Hügel, einer hinter dem andern treppenförmig aufsteigend, bieten dem Besucher einen höchst ungastlichen Anblick dar. Die Japaner nannten deshalb die von ihnen angelegte erste Colonie Mats'mai,

d. h. die Stadt vor dem Fichtenwalde. Das Innere soll weiter hinein eine Hochebene bilden von beträchtlicher Erhebung. Zwei in derselben liegende Seen entsenden ebenso viel Flüsse an die Küste, den einen nach Westen, den andern nach Osten. Die Küste wird jetzt ganz von Japanern bewohnt, die sich wahrscheinlich auch das unwirthliche Innere unterworfen haben und von dort Holzkohlen und Zimmerholz beziehen.

Mineralien sind reichlich vorhanden. Steinkohlen findet man im südöstlichen Theil der Insel, Gold weiter im Innern und an der Westküste, ebenso Silber und Kupfer. Basalt und trachytisches Gestein bilden die Grundlage der Gebirge.

Von Thieren soll in den Bergen noch eine Tigerart leben. Drei Species von Bären kommen vor; Rennthiere und Rothhirsche sind reichlich vorhanden. Angebaut wird von Vegetabilien nur Hirse und kleine Küchengewächse, während Reis eingeführt werden muss und gegen Fische, Kass, d. h. entölte und als Dünger benutzte Fischüberreste, und Fucus saccharinus ausgetauscht wird.

Hacodade, jetzt die wichstigste Stadt der Insel, liegt auf 41° 49′ NB. und 140° 47′ OL. Sein Hafen wird gebildet von einem sich steil zu einem 1500 Fuss hohen Pic erhebenden Vorgebirge, welches sich von Ost über Südost nach Süden herum biegt und eine grosse geräumige Bai einschliesst. Die Stadt liegt auf dem südöstlichen und östlichen Abhange dieser Bergreihe, ist durch ihre Lage sehr geschützt, hat gutes und reichliches Trinkwasser und ist sehr regelmässig und hübsch gebaut. Unweit der Stadt, am Abhange des Berges, nach der See zu, ist eine kalte purgirende Schwefelquelle. Ueber dieselbe hat Rev. George Jones, der Geolog der Perry'schen Expedition 1854 Folgendes berichtet: (V. Perry's Narrative etc. V. II. P. 97.) „Das syenitische Gestein des Berges; an welchem Hacodade liegt, ist dort, wo die Quelle hervorbricht, von einer anderen, hineingeschobenen Gesteinsmasse gespalten, die auch vulcanischer Abkunft ist, dem Syenit sehr ähnelt, aber keinen Turmalin mehr enthält und deren Feldspath-Beimengungen weicher und isolirter sind, der Art dass eine Porphyrähnliche Masse entsteht. Aus diesem durchschiebenden Gestein entspringt die Quelle. Sie enthält keine Sedimente, ausser etwa einen dünnen weisslichen Schleimüberzug des Gesteins am Boden. Dicht dabei entspringt aus dem syenitischen Gestein ein ganz geschmack- und geruchloses Bächlein. Die nächsten Felsen sind Basalt und Tuffstein.“

Die täglich zunehmende Bevölkerung Hacodade's betrug 1855 circa 8000 Seelen, meist der ärmeren Classe angehörig, Fischer und Krämer. Wie alle japanischen Städte ist auch Hacodade reinlich und wohlgehalten; die Häuser sind meist von Holz und mit Brunnen versehen. Der Boden um die Stadt herum ist ein fetter schwärzlicher Lehm, ungemein fruchtbar und wohlbebaut.

Ueber Hacodade's Klima ist wenig veröffentlicht. Das einzige mir bekannt gewordene Document ist eine von Ch. Courtney, Surgeon to the British Consulate, entworfene Temperatur-Tafel*) für die Zeit vom October 1858 bis September 1859, nach Beobachtungen im englischen Consulats-Hause:

	Celcius.		
Monat.	Minimum.	Maximum.	Medium.
Januar	— 10°	+ 6°	— 2°,5
Februar	— 7,5°	+ 9°	— 2°
März	— 2,5°	+ 15°,75	+ 4°,5
April	+ 4°	+ 21°	+ 9°,5
Mai	+ 6°,75	+ 22°,5	+ 13°
Juni	+ 9°	+ 25°	+ 17°
Juli	+ 18°,5	+ 24°,5	+ 20°,5
August	+ 16°,25	+ 27°	+ 20°,5
September	+ 6,75	+ 21°,25	?
October	+ 9°,5	+ 19°	?
November	— 6°	+ 16°	?
December	— 8°	+ 5°	?

Ausserdem giebt Rev. S. Beal für den Mai 1856 ebenfalls eine mittlere Temperatur von 12°,5 C. an. Schnee bedeckt dann noch die Berge im Hintergrunde der Stadt und die kalten Windströmungen, welche von den Bergen dann herunterkommen und meist östliche sind, veranlassen über dem wärmeren Wasser der Strasse von Sangar und des Hafens dichte und lang anhaltende Nebel, die des Abends meist eintreten und bis zum nächsten Mittag anhalten. Die Jahreszeit für diese Nebel sind die Monate Mai, Juni und Juli.

*) Journal of the Nort. China Brauch of the Royal Asiati c society, Vol. II. N. I. 1860.

Während der Perry'schen Expedition sind Temperatur-Beobachtungen nur vom 18. Mai bis 1. Juni gemacht worden und ergaben für die 17 Tage eine mittlere Temperatur von 13°,5 C.

Sonst ist nur aus den Beschreibungen des 1811 in Hacodade längere Zeit gefangen gehaltenen russischen Seeofficiers Golownin etwa bemerkenswerth, dass die Japaner selbst hier viel an Scorbut leiden sollen. Er schreibt dies ihrer kraftlosen Diät zu. Was diese aber anbelangt, so ist nach seiner eigenen Beschreibung dieselbe durchaus nicht so kraftlos und noch obenein gerade antiscorbutisch. Die Russen hatten während ihrer Gefangenschaft nämlich täglich 3 Mahlzeiten, bestehend aus Reisbrei, 2 eingepökelten Rettigen als Gewürz dazu, dann Suppe mit Rettigen, Rüben und andern Kräutern, eine Art Maccaroni und ein Stück geschmorten oder gekochten Fisches. Dann und wann gab es geschmorte Pilze und gekochte Eier; zum Getränk Thee und Reiswein (Saki). Zwiebeln, Bohnen, Gurken, Puddings von Bohnenmehl und Fischfett brachten Abwechselung in die Speisen. In Mats'mai gab es frische und gedörrte Fische, Seehunds-, Hasen- und Bärenfleisch u. s. w. Wenn trotzdem Scorbut herrschte, so ist sein Auftreten wohl weniger der allgemeinen Lebensweise als vielmehr den speciellen Umständen und Lebensverhältnissen der untersten Classe zu zuschreiben, deren Nahrung allerdings wohl unzureichend und kraftlos sein mag, hier sowohl wie in allen andern Ländern der Erde.

In der St. Petersburger medic. Zeitschrift vom Jahre 1862, 8. und 9. Heft, theilt Dr. M. Albrecht dem Director des Marine-Medicinal-Departements brieflich einige Beobachtungen aus Hacodade (vom 24. Januar 1861) mit. Er spricht darin die Hoffnung aus, dass das Consulats-Hospital (?) zum nächsten Sommer fertig werden wird, und erwartet viel von seinem ins Japanische übersetzten Briefe an den Gouverneur von Hacodade über Syphilis. Auch Dr. A. bemerkt (aber wie es scheint, ohne besonderes Gewicht darauf zu legen), dass Mercurialgebrauch bei Japanern sehr ungünstige Folgen nach sich zieht. (S. darüber später Dr. Pompe's Ansicht bei der Besprechung Nagasaki's.) Katarrhalische Affectionen, sowohl der Respirations- wie Digestions-Schleimhäute, letztere häufig mit chronischem Erbrechen begleitet und mit Calcar. muriat. und Jod behandelt, sind sehr häufig. Die Mittheilungen über die medicinischen Schulen in Japan sind nicht mehr ganz massgebend oder wenigstens nicht ausreichend. Die neue Schule in Nagasaki hätte, da ihr Director Dr. Pompe sich auch um die Russen 1858 schon grosse Verdienste erworben hat, doch wenigstens erwähnt werden können. Ebenso ungenau sind die späteren Auslassungen über die dortige Lungentuberculose und die Variola und die Vaccination. Für jene ist wohl nicht der Syphilis und dem Mercurialgebrauch soviel zuzuschreiben, sondern dem rauhen Winterklima Jezo's, der ungehörigen und unzureichenden Bekleidungsweise und dem sorglosen Charakter der Bewohner bei chronischen Lungenkatarrhen, wie bei allen chronischen Leiden, ist die Entwicklung dieses Leidens anzurechnen. Wer nicht weiss, dass Beriberi in Japan vorkommt so gut wie in Java und dem übrigen Süden, dem wird die darauf folgende Beschreibung der räthselhaften Krankheit Kákeh auch ein Räthsel bleiben. Wer aber einen Beriberi-Leidenden einmal nur hat umher humpeln gesehen, der wird in Japan sofort in irgend welcher volkreichen Stadt auch den Gang der hieran Leidenden heraus erkennen. Auch hier sind die Ursachen angegeben, welche im Süden das Beriberi überall hervorrufen und die ich als eine Malaria-Modification complicirt mit rheumathischer Diathese bezeichnen möchte. Dass sie auf Kiusiu fehlt, ist nicht begründet. Dr. Pompe hat sie daselbst mehrfach behandelt und auch ich hatte Gelegenheit sie in Nagasaki zu sehen.

Schliesslich noch einige Zusätze zur Bodenbeschaffenheit. Zwei Arten von Vulcanen sind auf der Insel, der Kumagatáke, 3200 Fuss hoch, und der Issáu, etwa 1900 Fuss hoch. Beide liefern Schwefel und Alaun, letzteres durch eine 41° R. heisse Quelle, welche am Issáu auf 1000 Fuss Höhe entspringt und vielleicht 1 Dr. Alaun in 6 Unz. Wasser enthält. Ausser diesen beiden sind noch der Usi-jama und der Jowanái als Vulcane angeführt, aber noch nicht von Europäern besucht worden.

Erdbeben sind häufig; 1859 kamen 6 dergleichen, 1860 sogar 12 vor, in der Richtung meist von SW. nach NO. Stürmische Winde von enormer Vehemenz sind ebenfalls erwähnt. Einer derselben verrückte die russische hölzerne Kirche um 9 Fuss von ihrem Platz, ohne sie umzuwerfen.

Mineralquellen mögen noch sehr viele vorhanden sein. Ausser

der bei Perry beschriebenen wird die heisse alcalische Quelle Juno-kawa (31°,5 R.) angeführt, die Sommer und Winter hindurch ohne Unterschied von Syphilitischen, Krätzigen, Rheumatikern etc. als Bad benutzt wird.

In einem spätern Berichte (vom 14. Januar 1862 ibid. III. Band, 1. und 2. Heft) wird erwähnt, dass das Consulats-Hospital noch nicht in Angriff genommen, dass dagegen von Seiten der Japaner ein Hospital für syphilitische Weiber etc. eingerichtet und Dr. A. zur Leitung der Behandlung in demselben aufgefordert worden sei. Ausser Syphilis wurden Rheumatismen, Ophthalmien, chronische Bronchorrhöen, Krätze, Morbus Brightii, Pleuritis, Pneumonie, Peritonitis und verschiedene Exantheme beobachtet. Die später bei Nagasaki zu erwähnenden Nodi und Tophi des Schädels mit nachfolgender Zerstörung der Knochen sind auch hier häufig. Der Ausschlag der Lackirer hätte wohl etwas ausführlicher beschrieben werden können. Scharlach und Masern sind sehr seltene Gäste, ebenso Keuchhusten; ganz unbekannt sind Lepra (?), Typhus exanthematicus und Pest. Das Beriberi wird nicht beschrieben, weil es im verflossenen Jahre nicht vorgekommen sein soll. Hoffentlich werden die nächsten Berichte etwas reichhaltiger und genauer mit Zahlenangaben versehen ausfallen.

Das wäre Alles, was über Jezo und Hacodade bekannt geworden ist. Alle andern für die Beurtheilung des Gesundheitszustandes eines Ortes wissenswerthen Beobachtungen über Windrichtungen, Luftfeuchtigkeit, Regen u. s. w. fehlen noch ganz und lassen zukünftigen Besuchern noch viel zu thun übrig.

Von der Insel Nipon ist den Europäern bis jetzt nur Simoda und die Jeddo-Bay mit ihren 3 Plätzen J e d d o, K a n a g a w a und J o c o h a m a eröffnet. Simoda ist nach kurzer Dauer wegen der Unsicherheit seines Hafens wieder geschlossen worden und es bleiben also nur die drei andern Plätze übrig, deren Lage an der Nordwestseite der Bai eine so übereinstimmende ist, dass nur sehr unbedeutende Differenzen sich zwischen ihnen herausstellen würden. Sprechen wir daher nur von der Bai von Jeddo im Allgemeinen, so verstehen wir darunter eben allgemeine Abstractionen, die sich beim Aufenthalte an allen 3 Orten, sei es am Lande oder auf dem Wasser, herausgestellt haben. Den Stoff dazu bieten uns wieder Perry's

Expedition, Lord Elgin's Expedition*), eigene Erfahrungen und hier und da zerstreute Notizen.

Der allgemeine Charakter der Bai von Jeddo ist mehr der eines im gemässigt nördlichen Erdstrich gelegenen Landes als der eines an die heisse Zone grenzenden. Die niedrigen und dem Strande näher gelegenen Theile des Landes gleichen ungemein denen der Küste von Devonshire, sowohl in ihrem geologischen, wie botanischen Charakter, besonders durch die vielen immer grünen Gewächse, die hier wie dort die Bergabhänge und Schluchten bekleiden. Im Osten erheben sich weiter binnenlands die Berge zu einer schottischen Hochland-Scenerie, während weit im Lande auf der Westseite eine hohe steile Bergkette aufsteigt, als deren Centrum der prachtvolle Schnee- und Eiskegel Fusijama emporragt. Die Bai selbst erstreckt sich mit verschiedenen Einbuchtungen in das Land hinein; die nordöstlichste, in das volkreiche Gebiet des Fürsten Mito einschneidend und zum ersten Male durch unsere Expedition durchforscht und aufgenommen, grenzt an noch ganz unbekanntes Land und Volk; die nordwestlichste wird beinahe ganz von der Stadt und den Vorstädten Jeddo's eingeringt, während auf den beiden Seiten der westlich am tiefsten hineindringenden dritten Bucht Kanagawa und Jocohama liegen. Jeddo selbst, auf 35° 38′ NB. und 139° 48′ OL., liegt auf einem grösstentheils ebenen Terrain hinter einem grossen flachen Aestuarium, durch welches nur zwei ganz schmale, für Böte nur benutzbare Canäle an die Stadt heran führen. Zur Ebbe liegt dies Gebiet auf über zwei Seemeilen hinaus fast trocken. Zahlreiche tiefe Canäle durchziehen die Stadt, ohne aber gleichzeitig mit der Ebbe trocken gelegt zu werden. Ihre grössere Tiefe und Schleusen verhindern dies, und ersparen der Stadt einen, der Erfahrung nach, ungünstigen Einfluss, durch Verhinderung der Bloslegung sumpfiger und modriger Bodenmassen. Der Hauptcanal wickelt sich schneckenförmig zusammen und schliesst mit seiner innersten Windung den Palast des Taikun ein. Die wenigen und nicht sehr hohen, aber doch sehr malerischen und reizend mit Gärten verzierten Hügel der Stadt hat sich der vorsorgliche Klerus zugeeignet. Die buddhistische

*) L. Olyphant, a Narrative of Lord Elgin's Expedition to China and Japan etc. N. York 1859.

Priesterschaft weiss wie manche andere auch hier die besten Plätze für ihre Tempel und Klöster auszufinden.

Besondere gesundheitsfeindliche äussere Einflüsse fallen in Jeddo nicht in die Augen, so weit sie durch die Anwesenheit des Menschen selbst bedingt sind. Die Wohnungen der reicheren Klassen sind mehr grosse befestigte Höfe, umschlossen von soliden, halb steinernen, halb hölzernen, langen Gebäuden, die durch ihre Nettigkeit und reinliche Gypsbekleidung einen sehr grossen Eindruck von Reinlichkeit und Sorgfalt machen. Die niedrigeren Klassen wohnen in ihren oft beschriebenen und belobten niedlichen Holzhäusern mit Papierfenstern und Papierwänden so comfortable, dass sie schwerlich mit anders gebauten Häusern tauschen würden, es sei denn, dass sie einsehen lernten, dass die auf ihnen haftende Landplage der Krätze durch den der Winterkälte wegen gebotenen Gebrauch der zahllosen Decken und übereinander gezogenen wattirten Kleider erhalten und gefördert wird. Betten existiren nämlich nicht in der Möblirung japanischer Häuser; man schläft auf ebener Erde oder besser auf der mit Matten bedeckten Diele. Im Winter legt man eine schmale dick wattirte, mit blaubuntem Zeuge bezogene Decke als Matratze unter und deckt nun sich und die ganze übrige Familie mit einer grossen Anzahl ähnlicher Decken zu; den Begriff „Bettwäsche“ oder „Leibwäsche“ kennen die Japaner nicht. Ebenso sind sie mit der Sitte westlicher Nationen, sich des Morgens nach dem Schlaf zu reinigen und zu kämmen, unbekannt. Dies enge Zusammenleben befördert natürlich die Verbreitung parasitischer Krankheiten enorm und man kann es mit Sicherheit behaupten, dass die Hälfte der Japaner als Kinder am Kopfgrind und später an Krätze leiden. Das häufige heisse Bad, eigentlich mehr ein Abbrühen, ist das einzige Reinlichkeitsmittel, welches die Lobsprecher der japanischen Reinlichkeitsliebe für ihre Behauptungen anführen können. Selbst die ziemlich eitlen Weiber und Mädchen reinigen ihre sonst schönen und reichen Kopfhaare nicht einmal täglich; ja sogar, um ihre einmal beendete schwierige Frisur im Schlaf nicht zu beschädigen, stecken sie sich einen fast wie ein Stereoskopen-Glas aussehenden Holzklotz beim Schlafen unter das Occiput und verharren lieber in dieser, meinen eigenen Versuchen nach, wirklich martervollen Stellung, als dass sie am nächsten Morgen sich noch einmal kämmten.

Im Ganzen aber muss man den Japanern den Vorzug grosser Reinlichkeit sowohl an ihrem Körper wie an ihrer Wohnung vor den übrigen Nationen des Ostens zugestehen und einräumen, dass mehr Unkenntniss dessen was nützlich und dienlich ist, als Liebe zum Schmutz oder Bequemlichkeit ihnen ihre Hautplagen verschafft und erhält. Besonders auffällig, und deshalb von den Reisenden so gelobt, ist die Sauberkeit aller japanischen Städte und Häuser, wenn man aus China oder den südlicheren Inseln kommt; der ungemeine Contrast lässt nicht sogleich an genauere Untersuchung der Feinheiten denken und schon mancher Besucher und Ansiedler hat erst zu spät erfahren, dass, was er und mit ihm fast alle nach China zurückkehrenden Schicksalsgenossen als eine „neue japanische Hautkrankheit“ zu bezeichnen beliebte, nichts als Krätze, rechte ächte „fette“ Krätze war.

Das Trinkwasser von Jeddo, wie überhaupt in ganz Japan, ist von wenig Einfluss auf die einheimische Bevölkerung, denn sie trinkt überhaupt nie reines Wasser, sondern stets gekochtes und als schwacher Theeaufguss zubereitetes. Selbst der ärmste Kuli, der kaum seine Blösse bedecken kann, trinkt Thee. Der Theekessel ist Winter und Sommer hindurch gefüllt und dem Fremden fällt es anfänglich ordentlich schwer, seine Bedienung dazu zu bewegen, ihm reines Wasser zum Trinken zu bringen.

Die klimatischen Einflüsse in Jeddo sind noch nicht hinlänglich constatirt worden; die ansässigen fremden Gesandtschaften haben, meinem Wissen nach, noch nichts Umfänglicheres darüber publicirt und die mir bekannt gewordenen Wetterbeobachtungen von fremden Kriegsfahrzeugen umfassen meist eine zu kurze Periode, um vollständig zu sein. Die hier folgende Zusammenstellung ist die erste, meines Wissens, die eine längere Periode umfasst. Ich gebe die Aufzeichnungen von S. M. Schiffen Arcona, Thetis und Elbe deshalb zusammen, weil sie meist an verschiedenen Punkten der Bai gemacht wurden und daher mehr den Witterungs-Charakter der ganzen Bai während der angegebenen Jahreszeiten wiedergeben. Sr. Maj. Schiff Arcona wechselte den Ankerplatz öfters als die beiden andern und hat auch Beobachtungen aus der nordöstlichen Bucht, während Thetis und Elbe nur zwischen Jeddo und Jocohama wechselten. Ich gebe auch nur die Durchschnittszahlen an, weil die Extreme wegen Mangels an Maximum- und Minimum-Thermometern nicht genau beobachtet werden konnten. Die Aufzeichnungen von der Perry'schen Expedition erstrecken sich nur auf die zweite Hälfte des Februar, den März und die erste Hälfte des April (1854); die während Lord Elgin's Aufenthalt gemachten nur auf die Zeit vom 12. bis 20. August und scheinen die heisseste Jahreszeit zu umfassen. Es bleibt somit leider noch eine grosse Lücke hier offen, was grade für eine Zeit wie der Sommer, die in China so ungünstig für den Europäer ist, um so mehr zu bedauern ist, da man nun noch nicht mit Sicherheit Jeddo-Bay als Schutz- und Erholungs-Platz empfehlen kann. Doch scheint auch schon der Umstand, dass der SW.-Monsun meist nur die südlichsten Küsten Japans erreicht, für die Gesundheit der Jeddo-Bai zu sprechen.

Monate.		Barometer.	Thermometer.	Wind.	Niederschlag.	Bemerkungen.
August 12.—26.		?	23°.5 C.	?	6 × Regen	Lord Elgins Miss.
September	Arc.	30,20	21°,0	NO vorherr. öfters SW.		Zwei Teifuhne, am 2. und 9.
	Thet.					
October	Arc.	30,04	16°.8	N. u. NO.	12 × Regen	
	Thet.	30,13	17°,2	N. u. NO.	10 × Regen	
November	Arc.	30,09	11°,2	N. u. NO.	8 × Regen 1 × Nebel	
	Thet	30,16	11°,7	N. u. NO.	9 × Regen 5 × Nebel	
December	Arc.	30,09	7°,2	Ueberwiegend Ndl.	9 × Regen 5 × Nebel	
	Thet.	30,11	8°,0	dito	10 × Regen 1 × Hagel	Ein Erdbeben, 2 × Fröste.
	Elbe	30,06	8°,6	dito	10 × Regen	
Januar	Arc.	30,06	4°,2	dito	10 × Regen und Schnee	4 × Fröste.
	Thet.	30,11	3°,6	dito	11 × Regen und Schnee	dito
	Elbe	30,13	4°,2	dito	11 × Regen und Schnee	dito
Februar 18.—20.		?	7°,0	Meist NO.	?	
März		?	9°,25	dito	?	
April		?	13°,75	NO. zuweilen auch SW	?	

Von grossem Einfluss auf das japanische Klima ist der grosse Golfstrom des Pacific, von den Japanern der Kuro-Siwo, d. h. der schwarze Strom (wegen der tiefen Bläue seines Wassers) genannt. Dieser Ausfluss des grossen Aequatorial-Stromes des Pacific, der in einer Breite von 3000 Meilen sich um $^3/_8$ der ganzen äquatorialen Erdperipherie herumzieht, stösst in seiner westlichen Bewegung auf den Continent Asiens und auf die unzähligen Inseln Polynesiens und trennt sich in zahlreiche Ausströmungen. Der eine wird bei den Baschi-Inseln und bei der Südspitze von Formosa nach Norden abgezweigt und läuft nun mit grosser Schnelligkeit, oft 60—70 Seemeilen in 24 Stunden, an der Ostküste von Formosa hinauf bis zum 26. Breitenparallel. Dann wendet er sich östlich, bespült die ganze japanische Inselkette bis zur Sangarstrasse und den 140. Meridian erreichend, etwa bei den Inseln südlich von der Jeddo-Bai entwickelt er hier seine grösste Schnelligkeit, 70—80 Meilen per diem. An seinem Ursprung ist er schmal, etwa 100 Meilen breit, aber weiter hinauf dehnt er sich bis auf 500 Meilen aus. Dieser Strom ist nun von einer bedeutend höheren Temperatur als die ihn umgebende Wassermasse und grenzt sich besonders scharf ab gegen den kalten Polarstrom der zwischen dem chinesischen Festlande und einer Grenzlinie, die durch Formosa und die westlichen Küsten der japanischen Inseln hindurch gelegt wird, sich nach Süden bewegt. Meist ist er sogar viel wärmer als die Luft, oft um 10 Grad Fhr. Die Temperatur des Wassers, welche der Breite entsprechen müsste, übertrifft er durchschnittlich um 12° Fhr., während der mexicanische Golfstrom dies nur um 9° Fahr. thut. Der Einfluss eines solchen warmen Meeresstromes auf Japans Klima ist ebenso auffällig wie der des atlantischen Golfstromes. Schon seiner insularischen Lage wegen hat Japan ein gleichmässigeres Klima als entsprechende Breiten in America und Europa. Ausserdem aber verlaufen die östlichen Ufer des ganzen Archipels in einer für gründliche Bespülung durch den Strom so geeigneten Richtung, dass der Kuro-Siwo seine ganze Macht entfalten kann und noch Kraft genug besitzt, um Oregon und Californien zu erwärmen. Die Häufigkeit der Nebel in diesen Gegenden, sobald kalte nördliche Winde eintreten, wird durch den Strom ebenfalls bedingt. Eine ebenfalls sehr häufig optische Erscheinung an den Ost- und Südküsten der Inseln ist ebenfalls von ihm erzeugt. Man bemerkt nämlich des Morgens und des Abends, ehe die Luft durch die Sonne hinlänglich erwärmt worden ist, eine so mächtige Bewegung der Luftschichten über dem warmen Wasser der See, dass bei Betrachtung des Horizontes durch ein Fernglas derselbe wie in einer kochenden und tanzenden Bewegung begriffen ist; alles feste Land, Schiffe, Bäume etc. heben sich, durch eine flimmernde und flackernde Luftschicht wie von ihrem Grunde abgetrennt, über die Oberfläche des Wassers empor, bis endlich bei zunehmender Tageshitze die Luftschichten auch gleichmässig durchwärmt werden und sich zur Ruhe begeben. Als getreue Beobachter der Natur haben die Japaner auf ihren Landschaftsbildern diese Erscheinung wiederzugeben versucht; es ist ihnen aber nicht überall recht gelungen, und man hält daher anfangs diese sonderbaren Fata morgana für Phantasiegebilde, bis man durch eigene Beobachtung solcher Scenen dahinter kommt, was der japanische Künstler eigentlich gemeint hat.

Ueber den eigentlichen Gesundheitszustand Jeddo's weiss man noch gar nichts; dass Hautkrankheiten aller Art, Aussatz, viele Augenaffectionen, Geschwülste von enormem Umfange vielfältig vorkommen, kann ich nur aus ganz flüchtigen Beobachtungen auf Spaziergängen und Ritten versichern. Ueber alles andere fehlt jede Nachricht. Haben doch selbst die fremden Minister-Residenten kaum einen Arzt bei sich attachirt und Sir Rutherford Alcock, der englische Gesandte und ein ehemaliger ärztlicher Fachgenosse, scheint für dergleichen Beobachtungen auch keine Zeit zu haben.

Besser steht es in dieser Beziehung mit Nagasaki. Seitdem die holländische Regierung der japanischen ein Detaschement von Marine-Officieren und Ingenieuren mit der nöthigen Anzahl von Handwerksmeistern zur Instruction ihrer Unterthanen zu Gebote gestellt hatte, ist auch die europäische Arzneikunde in Japan eingeführt und hat sich, wie im Folgenden gezeigt werden wird, schon in der kurzen Zeit ihrer hiesigen Existenz einer so erfolgreichen Aufnahme zu erfreuen gehabt, dass man unsern japanischen Collegen das höchste Lob zollen muss. Das Hauptverdienst gebührt aber Dr. Pompe von Meerdervoort für seine unermüdliche Ausdauer und nie verzweifelnde Langmüthigkeit in der Ausführung seiner Pläne. Er fügt zu dem Kranze von berühmten Namen, die das kleine elende Desima verherrlicht haben, zu denen der „Kämpfer", „Thunberg", „Siebold" u. A. den seinigen ebenbürtig an.

Die von Dr. Pompe im „Journal zur Beförderung der heilkundigen Wissenschaften in holländisch Ost-Indien" mitgetheilten beiden längeren Aufsätze*) über die von ihm hier gemachten Erfahrungen werden uns weiterhin als Anhaltspunkt für die Nosographie von Nagasaki dienen. Zunächst wollen wir die Lage und andere äussere Umstände des Platzes in Betracht ziehen.

Kiusiu, die südlichste und westlichste der 4 grossen Inseln Japans, erstreckt sich von etwa 31° 20′ bis 33° 20′ NB. und von 129° bis circa 132° OL. und ist eine der am meisten zerrissenen und eingebuchteten Inseln des Archipels. Schon beim Annähern an dieselbe sieht man sogleich, dass sie ganz und gar vulcanischen Ursprunges ist. Hohe Pics sind bis weit binnenlandes sichtbar und eine zahlreiche Menge kleiner Pic-Inseln umgeben seine Küsten. Auf Kiusiu selbst sind nicht weniger wie fünf Vulcane noch immer in Thätigkeit, deren berühmtester, der Wusentake oder der hohe Berg der warmen Quellen im Fürstenthum Fisen gelegen ist. Auch die kleineren Inseln haben ihre noch thätigen Vulcane; bei Firando liegt ein kleines Eiland, dessen Berg seit Jahrhunderten brennt nud bebt. Die vulcanische Thätigkeit dieser Gegend ist denn auch die Ursache einer grossen Anzahl merkwürdiger Phänomene in der ganzen Ausdehnung von Japan, den Linschoten-Inseln, den Liutschiu-Inseln, Formosa, den Madschicosima-Inseln bis zur chinesischen Küste. Submarine Vulcane, die plötzlich vor den Augen der erschreckten Seefahrer ihre überraschende Thätigkeit entwickeln, sind nichts Neues hier. Die americanische Expedition entdeckte einen solchen Krater am 29. October 1853 in 24° N. und 121° 50′ O. Er ist später wieder spurlos verschwunden. Sr. Maj. Schiff „Elbe" entdeckte am 28. November 1860 in SSO. von Cap Toso, 25 Seemeilen ab, Morgens 8 Uhr, einen ähnlichen Krater, der eine enorme Wasser- und Dampfsäule über 100 Fuss hoch empor schleuderte, und bemerkte, als sie am 30. Januar 1861 Abends dieselbe Stelle passirte, daselbst wieder einen sonderbaren Feuerschein über dem Meeresspiegel. Auch die japanischen Annalen erzählen öfters von dergleichen unterseeischen Vulcanen. Noch wei-

*) Verslag over de Gouvernements geneeskundige Dienst op het Eiland Desima in Japan. No. I. over 1857 en 1858. (Nieuwe Serie Deel IV. obig. Journ.) No. II. over 1859 ibid. Deel IV. Batavia, A. Lange.

ter als diese Kräfte erstrecken sich die vulcanischen Sandschauer aus den japanischen Kratern. Der U. S. S. Macedonian erlebte, nach Prebble, einen solchen Schauer von gelbem Staub und Asche in 23° N. und 123° O. bei NO.-Wind im Januar 1854, dessen Bestandtheile aber wohl zu unterscheiden sind von denen der Sandstürme im Golf von Petschili. Letzterer Sand scheint vielmehr die Veranlassung zu dem von Prebble ebenfalls beschriebenen „floating sand“ gewesen zu sein, den er bei SSW.-Wind in 29° N. und 125° 42′ O. am 8. Juli 1854 beobachtete.

Nagasaki nun liegt im Grunde eines etwa 4 Seemeilen langen, vielfach sich windenden, schmalen Bassins, welches gegen die See zu so durch allerhand vorgeschobene Caps und Inseln verdeckt ist, dass man von aussen nichts von der Einbuchtung und der Stadt bemerkt. Seine genaue Lage ist 32° 45′ N., 129° 52′ O. Eine hohe Bergkette zieht sich zu beiden Seiten der Bucht hin und erreicht im Hintergrunde der Stadt selbst eine Höhe von 2300 Fuss in dem Gipfel des Kompera. An diesen Bergen baut sich die Stadt ganz allmählig terrassenförmig hinauf und versteckt sich mit ihren äussersten Bauten ganz und gar in die von den Bergen eingeengten Schluchten, so dass es dem Beschauer schwer wird, von einem Punkte einen rechten Ueberblick über die Stadt zu gewinnen; von jedem neuen Aussichtspunkte bietet sich wieder ein neuer, noch nicht bemerkter Ausbau der Stadt dar; nur ganz unveränderlich liegt vor der Stadt das abgetrennte fächerförmig angelegte Desima, dem gegenüber sich jetzt die ebenfalls auf der See abgewonnenem Boden errichtete neue Niederlassung der andern Vertragsmächte erhebt. Der Grund und Boden, auf welchem die Fremden leben, ist durch Aufschüttung grosser Stein- und Erdmassen auf ein bei Ebbe trocken liegendes Terrain und spätere Eindämmung mit grossen Quaderstein-Mauern gegen die See zu gewonnen werden. In Desima hat dieses System sich seit Jahrhunderten bewährt und es ist den Japanern also nicht zu verdenken, dass sie, mit freilich viel Mühe und Arbeit, den Fremden lieber ein neues Land erst erschufen, statt ihr eignes altes Besitzthum denselben zu überlassen. Aus hygieinischen Gründen lässt sich hiergegen auch weiter nichts einwenden, als dass der Mangel an Brunnen und die gänzliche Unmöglichkeit, hier dergleichen anzulegen, durch andere Massregeln ersetzt werden muss. Die japanische Stadt selbst hat hinreichend gutes Trinkwasser, theils aus Brunnen, theils aus den von den Bergen rieselnden Quellen. Mehrfache reissende Gebirgsbäche nehmen in tiefen, zerrissenen und mit ungeheuren Steinen vollgepfropften Betten ihren Lauf durch die Stadt; meist fehlt es ihnen aber so sehr an Wasser, dass der hineingeworfene und für die See eigentlich bestimmte Unrath und Kehricht der ganzen Stadt sich in den Abgründen und Schluchten des Bettes senkt und aufstaut, so dass der sonst wohlthätige Fluss zur Zeit der Sommerhitze für die Bewohner eine Quelle von Krankheiten wird. Aufräumung und Regulirung der Flussbetten würde diesem Nachtheil bald abhelfen. Im Uebrigen unterscheidet sich die Stadt äusserlich wenig von andern japanischen Städten. Ihr Klima ist, trotz der Lobsprüche, die vorübergehende Besucher demselben gemacht haben, doch nicht ohne Schattenseite. Im Vergleich zu den chinesischen Häfen ist Nagasaki fast von allen Schiffen die dort auf Station liegen, als ein Sanatorium aufgesucht und belobt worden. So schreibt z. B. Tronson, der Verfasser des interessanten Reisejournals: „A Cruise in H. M. S. Barracouta" (die vom 7. September bis 15. October 1854 mit Admiral Stirling die ersten Engländer wieder nach Nagasaki brachte) mit grossem Entzücken von dem herrlichen Klima Nagasaki's*); hätte er sich nur einige Wochen später hier aufgehalten, so würden seine Erfahrungen eine Modification erlitten haben. Es ist vom November ab für Schiffe, die mit kranken Mannschaften aus den Tropen hierher kommen um sich zu restauriren, die allergrösste Vorsicht nöthig, um nicht noch etwa ihre Krankenzahl vermehrt zu sehen. November, December und Januar sind hier von so veränderlicher Witterung, dass oft innerhalb einer halben Stunde ein Temperaturwechsel von 12° R. eintritt, begleitet von heftigen kalten Windstössen, Regen, Nebel, Schnee u. s. w. Folgende Tabelle, nach Dr. Pompe, giebt eine Uebersicht der im Jahre 1858 beobachteten meteorologischen Erscheinungen.

*) „The health of the sqadron was considerably improved by the visit. On board the Barracouta, when arriving at N. there were 28 sick and on leaving the port but 5. In Case of sickness on the Chinese coast, it would always be of importance to have access to such a healthy climate."

1858 Monate.	Thermometer C. Maxim.	Minim.	Medium.	Herrschende Windrichtung.	Mittlere Windstärke.*)	Bemerkungen.
Januar	13°,25	5°,25	8°,55	N. u. NW.	1,709	
Februar	11,75	6,25	9,0	N. u. NW.	1,302	
März	15,75	9,5	12,0	N. u. WSW.	0,831	
April	24,75	13,75	17,6	S. u. W.	1,131	
Mai	24,18	20,25	21,9	N. u. SW.	0,538	
Juni	27,0	21,90	25,7	NO. u. SO.	2,242	
Juli	29,75	24,5	27,0	S.	2,864	
August	30,25	28,0	28,5	S. u. SW.	4,201	Sturm am 7. von NO. n. WSW.
September	28,0	22,8	26,5	S. u. SW.	2,516	
October	24,75	17,2	22,5	N. u. NNW.	1,101	
November	18,5	11,5	15,3	N. u. NW.	2,136	
December	13,5	7,75	10,7	NW. u. N.	2,781	

Nach älteren Beobachtungen ist die höchste Temperatur 29°,4 C. und die mittlere Jahrestemperatur 13°,6. Die mittleren Monatstemperaturen des 30. Breitengrades erreicht die Temperatur von Nagasaki nicht in den Monaten December, Januar, Februar und März; sie überschreitet die Mittel der Monate von April bis October und coincidirt nur im November bei 15°,1. Dies hängt entschieden von der in jenen 4 Monaten vorherrschenden N. und NW. Windrichtung ab, die über Sibirien und Korea herüberstreicht und deren Kälte mitbringt. In den anderen Monaten bringen die südlicheren Winde, nicht abgekühlt durch zwischenliegende Länder und durch den Kurosiwo sogar noch obenein erwärmt, den Ueberschuss über die der geographischen Breite eigentlich nur zustehende Mittelwärme hervor.

In oben erwähnten Berichten wird des Weiteren mitgetheilt, wie sich die Europäer und die Japaner in ihren Gesundheitsverhältnissen befinden. Von jenen waren im November und December 1857 im Ganzen 43 Individuen, im Jahre 1858 42 auf Desima ansässig. Trotz jeglichen Schutzes vor feindlichen äussern Einflüssen, trotz guter Nahrung und Kleidung und sorgfältiger Ueberwachung und Schützung des geschlechtlichen Umganges, waren doch schon während jener 2 Monate sämmtliche 42 Mann erkrankt, ja sogar 2 gestorben. Die Ursachen waren theils unbekannte, theils der Witterung zuzutheilende. Einen grossen Einfluss mag es auch gehabt haben, dass die ganze Gesellschaft lange in den Tropen gelebt hatte und dass ihre Lebensweise eine ganz und gar von der

*) 1 = leichte Brise, 8 = Orcan.

gewohnten verschiedene war. Unter den europäischen Patienten des Jahres 1858, 119 an der Zahl, sind 49 von der russischen Fregatte Ascold gelandete Scorbutische mit einbegriffen. Im August bis zum October brach eine heftige Cholera-Epidemie in der Stadt aus und forderte auch auf Desima ihre Opfer. (S. die spätere Uebersicht.) Syphilis ist auf Desima, obgleich fast alle Mitglieder des Detachements in einer Art von Concubinat mit japanischen Weibern lebten, doch sehr häufig (18 Fälle). Sie zeichnete sich aus durch grosse Schnelligkeit der Ausbreitung primärer Geschwüre, ihren fast stetigen Uebergang auf die Aussenseite des Präputiums und ihre schnelle Verwandlung in indurirte Geschwüre. Von den 49 Fällen von Scorbut am Bord der Ascold (es waren 500 Mann an Bord und nur ein Arzt! Sie kam aus dem Golf von Petschili, wo sie einen ganzen langen Sommer zugebracht hatte) wurden die schwersten 20 Fälle am Lande behandelt, die andern 29 blieben an Bord. Jene 20 Fälle boten sehr verschiedene äussere Erscheinungen dar, bestätigten aber eine schon öfters gemachte Erfahrung, die auch Verfasser am Bord Sr. Maj. Schiff Arcona gemacht hat. Es waren nämlich 5 Fälle Extravasate in den unteren Extremitäten, 3 Extravasate am Knie, 3 Localisationen in den Lungen, 1 im Pericard, 1 Extravasate an verschiedenen Stellen, 2 brandige Verschwärungen des Mundes und des Kehlkopfes. Bei den übrigen 5 war die Affection nur auf das Zahnfleisch beschränkt; aber in keinem jener 15 schwereren Fälle war das eigentliche Zahnfleisch afficirt, und in diesen 5 letzten Fällen wieder kein anderes Organ oder Gewebe. Es starben 4, 16 genasen. Die 4 Todesfälle wurden herbeigeführt 1 Mal durch Phtisis, 1 Mal durch scorbutische Dysenterie, 2 Mal durch Typhus. Die Genesung erfolgte nach 10 Wochen bei allen andern. Bei einer späteren Anwesenheit der Ascold im Herbste 1858 litt die Besatzung furchtbar an Dysenterie, die sie sich in Schanghai zugezogen hatte. Das Schiff hatte ausserdem noch einen Orcan durchgemacht, leckte stark und war vollständig verpestet; selbst alle Arzneimittel waren verdorben. Erst nachdem nicht nur alle Kranke, sondern die ganze Besatzung evacuirt worden, gelang es, nach Reparatur des Lecks, das Schiff wieder zu einem erträglichen Aufenthaltsplatz zu machen. Man kann aus diesem einen Beispiel schon abnehmen, dass der obige Passus des Verfassers der Barracouta-Reise etwas zu sanguinisch gehalten war; das Klima von Nagasaki allein heilt keine von Endemien heimgesuchte Schiffsbesatzungen, auch die anderen Mittel der Heilkunde wollen dazu herangezogen werden.

Die japanische Bevölkerung stellte sich gleich nach Beginn von Pompe's Thätigkeit mit grosser Bereitwilligkeit unter seine Obhut, besonders da Behandlung und Arzneien derselben gratis verabfolgt wurden. Der enorm hohe Preis der europäischen Arzneimittel im Handel Japans zeugt allein schon von dem grossen Vertrauen, welches sie in deren Wirksamkeit setzen und machte ihnen die freie Behandlung und Medication natürlich um so erwünschter. Chininsulfat stand 1857 im Preise von 250 Gulden pro Kätti (1 K. circa 1 Pfd. englisch.), was also 13 Gulden für eine Unze betrüge. Semen Cinae kostete 280 Gulden, Extractum Hyoscyami 100 Gulden u. s. w. Aus Noth und Geldmangel verschrieben daher diejenigen japanischen Aerzte, die jene Mittel anwenden gelernt hatten, wahrhaft homöopathische Dosen, z. B. $^1/_6$ Gr. Sulf. Chinii, bis per diem, als Antitypicum, oder 4 Gr. Sem. Cinae! Von den 1857 behandelten 32 Japanern genasen 24, starb 1 und blieben 7 in Behandlung. Meist waren es chronische Leiden, die anfänglich zur Behandlung kamen, während später auch die acuteren Fälle sich zeigten. Natürlicherweise wurde durch jene verschleppten Fälle die durchschnittliche Behandlungszeit im Vergleich zu der der Europäer sehr verlängert; sie übertraf letztere um ein $^1/_3$. Gewiss an 10% der Bevölkerung leidet an Augenübeln, besonders an den Folgen verschleppter Binde- und Hornhaut-Entzündungen. Syphilis ist ein vielfältiges Vorkommniss und der grossen Gleichgültigkeit der Patienten gegen die secundären Formen zuzuschreiben; primäre Affecte kommen auch dann nur zur Behandlung, wenn sie unbequem und schmerzhaft werden. Obgleich in Nagasaki wie in ganz Japan Staats-Bordelle bestehen, so sind sie doch keiner medicinal-polizeilichen Controlle unterworfen. Man erkennt wohl die wohlthätigen Folgen der Medicinal-Polizei an, hat auch sogar das Schürmeyer'sche Handbuch ins Japanische übersetzt, aber man scheut sich praktisch dieselbe einzuführen.

Unter den Erkrankungen an allgemeiner Syphilis sind die Knochenaffectionen vorherrschend, combinirt mit scrophulöser Diathese und deshalb sehr tief eingreifend und schwerer heilbar. Ganz besonders sind Affectionen der platten Schädelknochen bemerkenswerth. Es entstehen auf den Stirn- und Scheitelbeinen, meist dicht an der Pfeilnaht, rothe, umschriebene, fast gar nicht schmerzhafte, eiförmige Geschwülste, die oft die Grösse eines Taubeneies erreichen, erst teigartig anzufühlen sind, sehr rasch aber fluctuirend werden. Ein bläulicher, sehr stinkender, ichoröser Eiter entleert sich aus denselben nach ihrem Aufbruch. Nach Zerstörung der Hautdecke, des Unterhautzellgewebes und des Periostes, wird auch die Lamina externa und die Diploë vernichtet, bis die Lamina vitrea erreicht ist; dann bessert sich der Eiter, das Geschwür granulirt, überzieht sich mit einer glänzenden rothen Narbe und hinterlässt einen Eindruck des Schädels, der ganz das Aussehen hat, als wäre er mit einem Hohlmeissel hervorgebracht. In einem solchen Falle wurde aber auch die lamina vitrea zerstört und es erfolgte Tod durch Meningitis. Die Zahl dieser Geschwülste ist gewöhnlich 3—4, aber auch 10 sind auf einmal beobachtet worden. Diese Fälle sind auch im übrigen Japan gesehen worden, und sind bei weitem am häufigsten unter dem männlichen Geschlecht, während das weibliche, obgleich im selben Verhältniss an constitutioneller Syphilis leidend, mehr von Ozaena und Nasenbeincaries heimgesucht wird.

Unter den Hautsyphiliden sind die Tuberkeln am häufigsten und hartnäckigsten.

Die mercurielle Behandlung hat nur wenig Nutzen gestiftet; Pompe schreibt dies klimatischen Einflüssen zu, welche zur schnelleren Entwicklung von Mercurialismus Veranlassung geben sollen. Pompe will diese Eigenthümlichkeit auch an anderen Plätzen, die an der See gelegen sind und grossen Temperatur- und Wetterwechseln ausgesetzt sind, beobachtet haben. Die Anwendung des Jodkalium (den Japanern meist noch ganz unbekannt), warme Bäder und eine Nachbehandlung mit Decoct. lignorum und Sassaparille war aber stets von gutem Erfolge begleitet. Die Complication mit Scrophulose vertrug die Behandlung mit Hydrarg. jodat. flavum dagegen ausgezeichnet und wurde auch durch gute, leicht nährende Diät besonders gehoben. Hungern lässt hier das Leiden stationär, während es bei Besserung der Diät sogleich sichtliche Fortschritte macht. Reizende Ernährung und aufregende Getränke sind aber ebenso schädlich wie Hungern. Scabies ist ein sehr häufiges Vorkommniss, nicht nur bei Japanern, sondern auch bei Fremden.

Obgleich sie im Allgemeinen nichts von der gewöhnlichen Scabies Abweichendes darbietet, so ist doch die Häufigkeit der scabiösen Geschwüre und eine nicht zu verkennende Verschiedenheit derselben von unseren scabiösen Geschwüren zu auffallend, um nicht zu der Vermuthung bei mir zu führen, dass der Acarus der Japaner vielleicht ein anderer ist als der uns bekannte. Auch Pompe beschreibt diese kleinen, schlecht aussehenden, lividen, impetiginösen Gechwüre und nennt sie, weil er keinen Acarus dabei entdecken konnte, Ulcera pseudoscabiosa, giebt aber zu, dass sie ansteckend und durch Ung. sulfuratum und Zinksulfatsalbe heilbar sind. Meinen, an verschiedenen fremden Residenten in Jocohama und später in Schanghai gemachten Erfahrungen nach, sind diese Geschwüre aber rein scabiöser Natur und ich konnte wiederholt in Hautstücken, die ich durch Vesicatore und energische Application von Jodtinctur ablöste, die Gänge der Milbe verfolgen. Das Ung. mercuriale mitius der Engländer, verbunden mit späteren Kalibädern und dergl. Waschungen leistete mir dabei ausgezeichnete Dienste, und es gelang mir, Patienten, die schon an 6 Monate alle mögliche Mittel versucht hatten, in 8 Tagen vollständig herzustellen, ohne Hydrargyrose zu erzeugen. Leider konnte ich nicht mikroskopisch feststellen, ob die Milbe identisch mit unserer ist, da mir Abbildungen und Präparate derselben nicht zur Hand waren und mir die Zeichnungen und Notizen darüber verloren gegangen sind; jedenfalls war sie der unsrigen sehr ähnlich.

Variola und Variolois kommen bei den Japanern immer noch reichlich vor, trotz der schon seit längerer Zeit eingeführten Vaccination. Wann dieselbe hier zuerst geübt worden ist, ist nicht ganz bestimmt nachzuweisen, doch scheint v. Siebold sie eingeführt zu haben. Durch die Bemühungen des Officier van Gezondheet II. Cl., Dr. Otto Mohnike wurde 1849 die Vaccination aufs Neue wieder in Gang gebracht und ihre Vortheile von den Japanern sehr gerühmt und anerkannt. Nach Mohnike's Rückkehr nach Java schlief die Ausübung wieder allmählig ein und das Contagium ergriff auch wiederholt schon Geimpfte; selbst die Variolois wurde so bösartig, dass Todesfälle erfolgten. Dies lag aber weniger an mangelhafter Impfung als an der enormen Sorglosigkeit der Kranken. Man kann häufig genug Variola- und Variolois-Kranke, die sich im Eruptionsstadium befinden, ihre Geschäfte bei Nässe und

Kälte ausserhalb des Hauses besorgen sehen. Dr. Pompe berief, als die Krankheit sich immer weiter verbreitete, eine Conferenz aller Aerzte und seiner Schüler in dem Regierungsgebäude und suchte ihr erschüttertes Vertrauen um die Vaccine durch Darlegung der Ursachen ihres Fehlschlagens wieder herzustellen. Da ihm dies nur halb gelang, reichte er in Verbindung mit dem niederländischen Commissar bei dem Gouverneur ein ausführliches Memorandum ein, worin er ohne weiteres um Bestimmung einiger japanischer Aerzte als Vaccinatoren bat, die mit ihm zusammen in einem öffentlichen Locale impfen sollten und veröffentlichte zugleich eine belehrende Schrift über die Sache. Man fand auch bald Impflinge genug und oculirte im Laufe des Jahres 217 Kinder, 94 Knaben 123 Mädchen: bei 49 derselben missglückte der Versuch, bei 168 gelang er vollständig. Der Landesherr von Tsekusen erhob darauf die Verpflichtung, alle Kinder bis zum 2. Lebensjahre zu impfen, zum Gesetz, was der Fürst von Satzuma schon vor 10 Jahren eingeführt hatte. Man sieht daher auch jetzt in des letzteren Gebiete sehr wenige junge Leute mit Pockennarben, während es in Nagasaki noch davon wimmelt. Nach kurzer Zeit war obiges Schriftchen schon an drei verschiedenen Orten im Nachdruck erschienen und sogar in Jeddo in holländischer Sprache herausgegeben worden. Man sieht, es fehlt den Japanern nicht am guten Willen, aber sie bedürfen fortwährend der Aufmunterung und Unterstützung. Im Laufe des Jahres wurde sogar in Jeddo ein Impfhospital errichtet, in welchem arme Impflinge gratis 10 Tage lang, und nach Umständen länger, Aufnahme finden. Leider brannte es bald ab, soll aber wieder errichtet werden. Der Leibarzt des Kaisers, Dr. Matsmotto Lyvozun, hat darüber berichtet, dass sehr viel Gutes durch dasselbe gestiftet würde und schon mehrere Tausende darin geimpft worden seien. Auch in den nördlicheren Provinzen, wo die Vaccination noch ganz unbekannt war, ist sie jetzt eingeführt worden. Ein Bericht darüber, der Dr. Pompe zugeschickt wurde, lautet wörtlich folgendermassen:

„Japanischer Nordbezirk Jezo war von Altersher bis heute ein unbebautes Land und die Leute fürchteten die Pocken sehr, da diese übermässig viel vorkamen. Wenn ein Menschenkind diese Krankheit bekommt, dann laufen alle Menschen, die dabei wohnen, fort und flüchten, wodurch meist alle Pockenkranke ohne Unterschied an Hülflosigkeit sterben, schwerere und leichtere allzumal. Im vorigen Jahre hat der Gouverneur von Hacodade, Takenouts Simotskeno Kami, Kuhpockenstoff von Jeddo erhalten und viele Impfungen machen lassen, welche alle gut gelangen und das Landvolk sehr zu Dank verpflichten. Die Impfungen sind erfolgt durch die japanischen Doctoren, Kwada Liuwsaien und Kace Jouzun, beide wohnhaft in Hacodade. Hiervon wird dem Meister (Pompe nämlich) Kenntniss gegeben."

Von anderen en- und epidemischen Krankheiten sind Malariafieber und Cholera in Nagasaki nichts Neues. Ersteres beobachtete Dr. Pompe 1858 im Juli zum ersten Male in 45 Fällen, von denen 5 tödtlich verliefen. Der Typus war der intermittirende und begrenzte sich die ganze Epidemie nur auf den nordwestlichen Theil der Stadt. Das Wetter war im Juni 3 Wochen hindurch sehr heiss und trocken gewesen und damals schon zeigten sich im besagten Theile einzelne Fälle. Es sind dort viele kleine Bäche und Rinnsale vorhanden, die austrocken und nun voller faulender vegetabilischer und animalischer Substanzen sind; dazu kommen Anhäufungen von Mist- und Kothhaufen und stagnirende Pfuhle mitten in den Strassen dieses Stadttheiles. Die Emanationen dieser Fäulniss-Heerde ergriffen denn auch bald im grösseren Maassstabe die Anwohner, die auch ausdrücklich erwähnten, dass alljährlich sich hier um dieselbe Zeit dies wiederhole, und um Hülfe und Rath gegen die Ursachen baten.

Dr. Pompe besichtigte mit seinen Schülern die inficirte Gegend und machte diese und die Polizeibeamten auf die in die Augen springenden Ursachen aufmerksam. Das hatte aber nur theilweise Erfolg, weil man nicht gern von oben her die Volksgewohnheiten beeinflusst und dem Rathe Fremder nicht unbedingt Vertrauen schenkt. Die Gelegenheit zu Nutzen ziehend, um seine Schüler gleichzeitig klinisch zu belehren, übergab Dr. Pompe denselben die Behandlung aller leichteren Fälle und behielt sich nur die schwersten vor. Die Japaner stifteten zwar anfänglich durch Venaesectionen bei den geringsten Congestiv-Erscheinungen und durch laue Anwendung des Chinin, welches sie noch wie einen bösen Geist fürchteten, ziemlich viel Unfug und verschuldeten manche perniciöse Anfälle durch vorhergegangene zu sehr schwächende Behandlung, im Ganzen aber bewiesen sie nachher bald grosse Fähigkeiten im Erfassen der Indicationen. Die Intoxication mit Malaria war in den schlimmeren Fällen eine so gewaltige, dass 20—30 Gran Chinin noch gar nichts half; erst 40, 50, ja sogar bei zwei sehr schwer erkrankten Frauen 80 Gran! pro die schnitt die Anfälle ab. Selbst hiernach kamen, 5 Mal unter 37 Fällen, Rückfälle vor und erforderten Wiederholung der Dosis und allmähligeres Rückschreiten mit derselben in dem Systeme, dass am 2. Tage $^1/_3$, am 3. $^1/_2$, am 4. $^1/_6$, am 5. $^1/_4$ u. s. w, gegeben wurde. Nur bei sehr schweren Hirnsymptomen wurden Blutegel mit Vorsicht gebraucht, sonst mehr Ableitungen. Cinchonismus trat sehr selten ein und liess sich durch warme Bäder leicht vertreiben. Je schwerer die Vergiftung, desto besser vertrugen die Patienten das Chinin in grossen Dosen, so dass damit so lange fortgefahren wurde, bis eintretendes Ohrensausen etc. die vollständige Neutralisation des Giftes anzeigte. Die Sterblichkeit ging bei dieser Behandlung auf $^1/_3$ herunter.

Cholera soll nach den Erzählungen der Japaner 1831 zum ersten Male in Nagasaki aufgetreten sein; doch scheint es, dass sie schon 1822 von China aus nach Japan gekommen ist. Schon im Juli zeigten sich auf Schiffen, die von China herüber kamen, einzelne Cholerine-Fälle als Vorläufer der Epidemie; an der leichteren Form litten 8 Europäer und 51 Japaner. Im August steigerte sie sich zum wirklichen Cholera morbus und veranlasste dies die Japaner, die Ursache davon auf einige gerade im Hafen liegende fremde Kriegsschiffe zu schieben. Man hatte hier die Wieholung mancher der Scenen, die 1831 und 1832 auch in den grösseren europäischen Städten spielten. Man stellte grosse Processionen an, um die Götter zu besänftigen; man beschuldigte die Fremden, dass sie die Brunnen und das Wasser der Bai vergiftet hätten. Auf die Processionen folgten Ausschweifungen und Gelage; man frass und soff sich voll, um im Rausche das Elend zu vergessen und verschlimmerte das Uebel nur noch mehr. Am Tage nach solcher Procession hatte die Zahl der Erkrankungen stets zugenommen. Die Gemüther wurden so erbittert gegen die Fremden, dass diese fast gefährdet waren. Man konnte sich hier recht davon überzeugen, dass die Japaner nicht die nüchternen und mässigen Leute sind, als welche sie oft dargestellt werden, und ich kann darin Dr. Pompe's Urtheil auch beistimmen, wenn er sagt: „Ich muss es als das Hauptleiden dieses Volkes bezeichnen und glaube nicht zu übertreiben, wenn ich sage, dass der dritte Theil der Bevölkerung sich des Abends an Saki (Reiswein, sehr verdünntem Sherry ähnlich) übernimmt, und dass selbst die höheren Stände sich dessen schuldig machen."

Es wurden im Ganzen 2 Europäer und 602 Japaner an der Cholera behandelt; von jenen starb einer, von diesen 221. Die Erkrankungszahl bei den Japanern betrug aber nach der ganz zuverlässigen Angabe des Gouverneurs 1583. Der Verlauf der Epidemie ist von einigem Interesse und gebe ich denselben nach Dr. Pompe's Bericht daher hier etwas ausführlicher. Von jenen 602 Patienten waren 259 Männer, 288 Weiber, 55 Kinder. Vorherrschend war die erethische Form; von der cyanotischen kamen 83, von der biliösen 43 Fälle vor; 15 sind als Ch. sicca bezeichnet. Die 221 Verstorbenen erlagen meist am 2. oder 3. Tage, einige wenige schon nach 5—6 Stunden. Das typhöse Nachleiden trat sehr häufig auf, besonders aber war dies der Fall bei den übrigen von den Japanern selbst behandelten Fällen. Diese machten nämlich den Anfang der Behandlung mit einer V. S. von 16—18 Unzen und brachten ihre Patienten schnell durch anämische Paralyse und typhöse Vorgänge zum Verscheiden. Zureden half nichts; erst als auf eindringliche Vorstellungen beim Gouverneur ein Verbot dieser Blutsaugereien durch denselben erlassen wurde, trat eine Besserung der Sterblichkeit ein. Die Behandlung der Patienten des Dr. Pompe wurde indicirt durch die kurz vorher dagewesene Intermittens-Epidemie und bestand daher meist im Gebrauch des Chinin, welches bei den frischen Fällen, die nicht durch lässiges Zuwarten schon verpfuscht waren, ausgezeichnete Dienste leistete. Natürlich musste zuerst für gehörige öffentliche Prophylaxe gesorgt werden und darin unterstützte diesmal die Regierung die Absichten Dr. Pompe's besser als bei der Intermittens-Epidemie. Der Verkauf aller notorisch zu Diarrhöen Veranlassung gebender Früchte, Pflaumen, Melonen, Gurken etc., wurde verboten, und wer japanische Polizei kennt, weiss, dass sie Macht hat, ihre Verbote aufrecht zu erhalten. Bei den Wachtmeistern aller Strassen wurden Cholera-Mixturen in grossen Quantitäten deponirt und allen Inwohnern des Wachtbezirkes anbefohlen, bei Diarrhöen sich derselben (natürlich gratis) zu bedienen. Diese Mixturen bestanden aus einer

Lösung von Chinium sulfuricum (20 Gr.) in 1 Unze Wasser mit Acid. hydrochlor. gelöst und etwas Ol. Menth. pip. aether. und wurde gleich bei den ersten Erscheinungen die Hälfte gegeben. Stündlich wurde die Dosis wiederholt, bis 30 Gran Chinin verbraucht waren, wonach denn fast jedesmal Besserung und Heilung eintrat.

Eine regelmässige locale Verbreitung und Verpflanzung des Leidens liess sich nicht nachweisen; es verliess manchmal ganze Strassen und Häusercomplexe plötzlich, um dahin wieder zurückzukehren.

Die Behandlung der ausgebrochenen Krankheit wurde, wie schon erwähnt, von dem Grundsatze, dass dieselbe ihren Ursprung der Einführung eines malariösen Giftes in die Blutmasse verdanke, mit auffallendem Erfolge geleitet. 6—10 Gran Chinin, nach Umständen mit Laudanum oder Spirit. sulf. aeth. versetzt, wurde 4 Mal wiederholt gegeben und dann der Erfolg abgewartet. Heisse Bäder, Breiumschläge gegen den Ardor praecordii, Reiben, Kneten, Bürsten unterstützten die inneren Mittel sehr wirksam. Viel Narcotica und langdauernde Bäder waren entschieden schädlich, weil sie den Collapsus begünstigen. Nur bei sehr heftigem Erbrechen und Schmerz gab man 5—10 Tropfen Laudanum. Bei Nachlass der Erscheinungen wurden dann die Chinin-Dosen verringert. Bei biliöser Complication leistete Calomel in Verbindung mit dem Chinin einige Mal gute Dienste.

Von den 1583 Gesammtfällen starben 767, was also für die von den Japanern allein behandelten Fälle (981) 546 Todesfälle, somit $55\frac{1}{2}$ % giebt, während obige 221 Todesfälle der von Pompe Behandelten nur $36\frac{3}{4}$ % ausmachen.

Nachdem die Epidemie mehrere Höhepunkte erreicht hatte, erlosch sie am 23. October mit Eintritt kühlerer Witterung. Von Nagasaki zog sie weiter in der Richtung von SW. nach NO., alle Provinzen in diesem Himmelsstrich besuchend und überall viele Opfer fordernd. Nur in der Landschaft Fisen, deren Fürst sich über die Behandlungsweise der Europäer unterrichtet hatte, wurde die Anzahl der Todesfälle eine bedeutend geringere.

Im nächsten Jahre, 1859, trat die Cholera wieder um dieselbe Zeit in Nagasaki auf und erlosch gegen Ende September. Die im vorigen Jahre erprobten Maassregeln wurden auch in diesem wieder mit günstigem Resultate befolgt, und auch die japanischen Aerzte konnten sich durch Nachahmung des Beispiels ihrer europäischen Collegen diesmal besserer Erfolge rühmen. Der Höhepunkt der Ausbreitung fiel an das Ende der 3. Woche; die Intensität der Erscheinungen culminirte noch etwas später. Die wohlhabenderen Classen wurden diesmal weniger verschont, während die Europäer nur an leichter Cholerine litten. Im Ganzen kamen 244 Fälle unter Pompe's Behandlung, von denen 17 als Ch. cyanotica, 83 je als biliosa und adynamica, 61 als erethica classificirt sind. Es starben 107, somit fast 44%, genasen 111, entzogen sich der ferneren Behandlung 26. Alle cyanotischen Formen erlagen; demnächst lieferten die adynamischen Formen, besonders bei alten Leuten, das schlechteste Resultat. Eine Contagiosität und Verschleppung war nirgends nachweisbar. Dagegen stellte es sich zur Evidenz heraus, dass der Genuss von Engraulis japonica (von Siebold), eines der Sardine sehr ähnlichen Fisches, die erste Veranlassung zur Cholerine wie zur ausgebildeten Cholera gab. Seit langen Jahren ist es hier schon bekannt, dass dieser Fisch in den Monaten Juli bis September gefährlich zu essen ist. Er erscheint um diese Zeit in grosser Menge in der Bucht und ruft, wenn genossen, sehr schnell Erbrechen und Durchfall hervor. Er hat um diese Zeit herum ein schmutziges, missfarbenes Aussehen, verliert fast ganz seinen Glanz und bezieht sich mit modrigem Schleim, geht meist an den flachen Stellen der Bai, wo Schlick und Schlamm sich absetzen, in diese Massen hinein, wird aber trotzdem gefangen und zu Markt gebracht, denn der Japaner isst alles Gethier, was aus der See stammt. Um sich zu überzeugen, ob die Fische wirklich der Grund wären, wurden 3 Hunde mit denselben gefüttert. Die japanischen Hunde fressen Fische sonst leidenschaftlich gern; diesmal aber rührten sie dieselben nicht an, bis sie der Hunger dazu zwang. Kaum hatten sie eine gewisse Menge davon verzehrt, so traten Erbrechen, Durchfall, Krämpfe und Convulsionen auf und es crepirten 2 von denselben unter allen Erscheinungen der Cholera. Auch der erste kaiserliche Gesundheitsofficier, Dr. Matsmotto, erhielt bei Versuchen, die er in grösserer Ausdehnung anstellte, dasselbe Resultat. Es scheint also keinem Zweifel zu unterliegen, dass diese Thiere im Wasser mit einem gewissen miasmatischen Stoffe imprägnirt werden können, der sich um dieselbe Zeit auch aus anderen Quellen am Lande entwickelt, und von beiden Seiten her in den menschlichen Organismus eingeführt, denselben zu einer Reaction veranlasst, welche sich uns unter dem Bilde der Cholera veranschaulicht. Dass dieser Stoff mit der Malaria vieler Orte sehr verwandt oder sogar vielleicht identisch ist, aber unter verschiedenen Bedingungen, sowohl des Körpers wie der Ingestion in denselben, sehr verschieden aussehende Erscheinungen hervorruft, ist auch mir sehr wahrscheinlich geworden und verschiedene Thatsachen bestärken mich in dieser Ansicht. Dahin gehört der später bei Betrachtung von Hongkong noch ausführlicher zu erwähnende Umstand, dass bei Anlage der Colonie daselbst die englischen Aerzte das sogenannte Hongkong-Fieber als mit der Cholera zum Verwechseln ähnlich auftreten sahen und mit Chinin erfolgreich behandelten, während jetzt und schon seit Jahren an dem identisch selben Platze das Malaria-Fieber eine ganz andere Physiognomie zeigt. Hat Drainage, Feldcultur, Anbau etc. die Exhalationen des Bodens verändert und eine andere Reaction des menschlichen Körpers zur Folge gehabt oder haben sich die Organismen selbst verändert? Ferner, auf der Rhede von Bangkok, über drei deutsche Meilen vom Lande entfernt, sah ich plötzlich nach ganz kurzem Aufenthalt daselbst, an Bord Sr. Maj. Schiff Arcona einen der Cholera täuschend ähnlichen Krankheitsfall auftreten. Weder der Patient war an Land gewesen, noch einer seiner nächsten Umgebung; nur ein von Bangkok kommender Dampfer hatte längsseit gelegen, um den königl. Gesandten abzuholen; an Bord desselben war Niemand krank, auch in Bangkok keine Cholera seit Jahren. Woher also plötzlich die Infection? Ich dachte an das Hongkong-Fieber und verordnete Chinin nebst äusserlichen Reizmitteln etc. Der Patient besserte sich sehr rasch etwas, collabirte aber bald wieder und starb. Jetzt erst stellte es sich heraus, dass er von dem aus dem Meinam mit der Ebbe herausströmenden und, weil leichter, über dem Salzwasser der See eine bedeutende Strecke hinaus noch obenauf lagernden Flusswasser getrunken hatte. Schon am nächsten Tage kam ein ganz eben solcher Cholerafall zur frühzeitigeren Behandlung. Diesmal applicirte ich ihm per anum eine ganze Drachme Chinin (mit Acid. muriat. in Wasser gelöst) und gab per os zur Beruhigung des Magens Laudanum mit Aether. Schon nach einer Stunde war das ganze Leiden wie weggeblasen und Patient genas. Auch dieser hatte von dem fötiden Meinam-Wasser getrunken. Beide fulminante Anfälle muss ich der Ingestion von Malariagift durch den Trunk Wassers in den Organismus zuschreiben und beide würden unzweifelhaft in jeder anderen Gegend, z. B. vor Calcutta, als Cholera bezeichnet worden sein und den Contagionisten viel Kopfzerbrechen und Nachforschung über die Art der Einschleppung gekostet haben. Solche sogenannte Cholerafälle kann man in den Tropen auf Dampfern, Wochen, ja Monate lang von jeder contagiösen Quelle entfernt, bei dem Maschinen-Personal beobachten, die bei grosser Hitze und den Exhalationen des mit Recht so bezeichneten Schiffssumpfes im Kielraume ausgesetzt, oft nach irgend welcher geringfügigen Veranlassung, z. B. nach Genuss von noch nicht lange genug der Luft ausgesetztem destillirtem Wasser, schon von Erbrechen, Durchfall, Krämpfen, kurz allen Erscheinungen der Cholera siderans befallen werden und in wenigen Stunden sterben. Die grosse Receptivität des enorm transpirirenden Körpers hat sie von der Kielraum-Malaria soviel aufsaugen lassen, dass die heftigste Reaction erfolgt, ganz wie bei der früheren Malaria von Hongkong.

Bekannt ist es ja auch, dass bei uns in Cholera-Epidemien ganze Häuser ausstarben, die auf malariösem Grund und Boden standen; so z. B. die berüchtigten Häuser in Berlin an der sumpf- und gestankreichen Panke in der Karlsstrasse. Sie waren alle den Emanationen dieses damals so verderblichen Flüsschens ausgesetzt und stehen alle auf dem durch Ehrenberg beschriebenen grossen Infusorienlager. Vielleicht hätte hier Chinin sich auch wirksam gezeigt. Jedenfalls ist es eine wohl zu beachtende Thatsache, dass in beiden Cholera-Epidemien in Nagasaki dieses Mittel einen so grossen Erfolg gehabt hat und empfiehlt sich zur Nachahmung überall, wo Cholera auch in sonst nicht an Fiebern reichen Gegenden auftritt, besonders wenn, wie in Nagasaki beidemal, ein schwüler und feuchter Witterungszustand voraufgegangen ist, der überall Malaria erzeugen kann. Ueber die von den Japanern in der 2. Epidemie behandelten Cholerafälle stattete Dr. Matsmotto einen ganz interessanten Bericht ab: er lautet wie folgt:

No.	Geheilt.	Gestorben.	Noch in Behandlung.	Summa der Fälle.
1	55	17	11	83
2	43	6	6	55
3	106	21	3	130
4	17	11	1	29
5	76	13	5	94
6	2	2		4
	299 (75%)	70 (17%)	26	395

Anm.: Diese Zahlen sind täglich genau eingeschrieben worden. M. L. •M

„Auslegung dieser Tafel: No. 1 ist behandelt worden mit ℞ Sulf. Quinin. gr. 12, Pulv. Rad. Ipecac. gr. 5; hieraus 4 Pulver gemacht und 2stündl. eins zu nehmen. No. 2 behandelt mit ℞ Sulf. Quinin. gr. 20, Morph. acetic. gr. $^1/_4$ Calomel gr. 3: hieraus 4 Pulver zu machen und alle Stunden eins zu nehmen.

„No. 4 behandelt mit Brechmittel und Blutentziehung; darum mussten viele zu Tode kommen. Brechmittel ist meist Brechweinstein und die Blutentziehung 10 Unzen gewesen.

„No. 3 behandelt mit ℞ Sulf. Quinin. gr. 20, Laudanum liquid. gtt. 40, Spirit. aether. Hoffm. gtt. 40, Aq. destillat. unzel 6. Alle $^1/_2$ Stunde ein kleines Schälchen voll zu nehmen.

„No. 5. Diese Behandlungsweise ist ein Trank, welcher aus vegetabilischen Aufgüssen und Abkochungen besteht, von vielen tonisirenden, stärkenden, reizenden und schweisstreibenden Mitteln, nämlich Chamillen, Mentha, Coriander, Arnica, Hirschhornkraut*), Salez, Nabelkraut**), isländisch Moos, Hollunderblüthen und Schwefelspiritus (scil. Spir. Mindereri). Diese Kranken genasen sehr leicht, aber sind auch nicht so schwere Fälle gewesen und Japaner lieben Pflanzenarznei über Alles und versuchen sie darum viel.

„No. 6. Diese sind behandelt mit ℞ Sulf. Quinin. gr. 30, Spirit. aether. Hoffm. gtt. 30, Camphorae gr. 3. Dies auf einmal zu nehmen. Beide Patienten sehr schnell todt, denn es war Blausucht-Cholera.

„Ausserdem noch gewiss 137 behandelt, aber die Lehrlinge haben darüber schlecht aufgezeichnet. Darum habe ich gestraft; aber es verdriesst mich nun, dass ich dem Meister keinen richtigen Ueberschlag von diesem geben kann, denn die ganze Anzahl

*) Athamanta spec.? oder Imperatoria spec.?

**) Cotyledon spec.?

bestand eigentlich aus 532. Aber diese Aufzeichnungen sind für Japaner sehr fremd und neu, daher viel Verlust und kann man nur für 395 einstehen; weshalb ich diesmal den Meister um Vergebung ersuche!

„Geschrieben zu Nagasaki im Jahre 1859 und Monat December, durch mich 1. kaiserlichen Officier der Gesundheit.

Mats-Motto Lyvozun."

Von den übrigen Krankheiten, die die Japaner in Nagasaki heimsuchen, werden noch besonders erwähnt Phthisis, Paralysen Hemiplegien, Beriberi, Helminthiasis, Scrophulose, Hydrops universalis, Typhus abdominalis.

Die ziemlich häufige Phthisis pulmonum ist wohl hauptsächlich der mangelhaften Bekleidungsweise und dem unzureichenden Schutz gegen Witterungswechsel zuzuschreiben, wenn auch ihre tiefere Begründung in der unzureichenden Nahrung und der damit bedingten Blutarmuth der grösseren Hälfte der Bevölkerung zu suchen ist. Krankheiten der Respirationsorgane sind im Winter häufig und die Phthisiker leiden dann hier auch sehr häufig an Exacerbationen. Von den 10 Fällen des Jahres 1858 starben 2, von 15 des Jahres 1859 aber 11. Dem Geschlecht nach waren Frauen zahlreicher befallen als Männer. In denselben Ursachen und dem Vorherrschen der constitutionellen Syphilis sucht Pompe auch die Begründung der Scrophulose. Eine vergleichende Zusammenstellung der Quantitäten Speise, die ein japanischer Arbeiter und ein holländischer Soldat im Frieden erhält, zeigt dass ersterer ungefähr nur die Hälfte eiweissartiger Substanzen von der des Letzteren erhält. Der grösste Theil des Volkes, besonders die Weiber, geniessen aber noch bedeutend weniger. Bei besonders schwerer Arbeit erhält der Kuli noch etwas Erbsen, Kartoffeln und Wallfischfleisch; das kommt aber nur selten vor. Die Uebrigen begnügen sich mit Reis, Fisch, etwas Grünzeug, Soja und Salz, während der Vermögendere noch allerhand Schaalthiere, Seesterne und dann und wann Eier geniesst. Scheinbar sind die Japaner bei dieser mässigen Nahrung Muster von Kraft und Gesundheit. Wer aber genauer zusieht und ihre Leiden studirt, wird bald finden, dass dies nur auf flüchtiger Beobachtung beruht. Viele ihrer Krankheiten sind durch roborirende Diät und tonisirende Behandlung leicht heilbar. Bei der Phthisis kommt sie leider nur zu oft zu spät; bei der Scrophulose, die sich in Drüsen-, Schleimhaut-, Gelenk- und Knochen-Leiden manifestirt, leistete sie in Verbindung mit Jodpräparaten und systematischer Gymnastik ausgezeichnete Dienste. Von 42 Fällen im Jahre 1859 starben 2, genasen 17 und blieben 23 in Behandlung.

Die auf anämischen Zuständen beruhenden Paralysen und Hemiplegien wurden durch Martialia, Tonica und Electricität ebenfalls schnell geheilt.

Beriberi, die räthselhafte Affection der Küstenstriche Indiens und des Archipels, auf Jezo auch bekannt, tritt auch in Nagasaki auf. Hunderte sollen nach Aussage der Japaner jährlich auch hier daran sterben. Besonders häufig soll es im NO. von Kiusiu in der Nähe der Metallminen vorkommen, eine sonderbare Uebereinstimmung mit seinem Vorkommen auf Banka, wo es auch unweit Muntok in der Nähe der Zinnminen beobachtet wird. Wahrscheinlich ist das nur ganz zufällig, höchstens eine Uebereinstimmung in den Gelegenheits-Ursachen, nämlich in der Arbeit in und unter der Erde, bei grosser Luftfeuchtigkeit und kalten Luftströmungen. Beriberi befällt auch anderswo meist Erdarbeiter, z. B. die beim Festungsbau und Schanzgraben beschäftigten Sträflinge in den Küstengebieten Java's, wo die Leute halb im Wasser und halb in der mit den Exhalationen desselben ausgefüllten, darüber stagnirenden Luftschicht arbeiten müssen. Es trägt entschieden einen Anstrich von Malaria-Affection, ist aber durch eine Complication mit rheumatischer Diathese und mit Albuminurie so verkleidet, dass selbst die damit ganz vertrauten Aerzte in holländisch Ostindien noch nicht über den Kern der Sache im Klaren sind. Die damit ebenfalls sehr bekannten japanischen Aerzte erklären es für einen Hydrops medullae spinalis; das ist aber ungenau. Hydr. m. sp. ist allerdings nach vielen Autopsien ein Ausgang der Krankheit und bei weitem der häufigste, aber er ist nicht das Wesen der Krankheit. Die 3 von Pompe behandelten Fälle, alle 3 schon im paralytischen Stadium, genasen aber bei Anwendung von Eisen, Chinin und Electricität und roborirendem Verhalten in ziemlich kurzer Zeit.

Von Helminthen sind bei Kindern wie bei Erwachsenen sehr viel Fälle beobachtet; schon der hohe Werth der Cina und des Santonin verbürgte sich dafür. Es scheint mir, dass die Düngungsweise dieser östlichen Völkerschaften — sie begiessen ihre Feldfrüchte und Gartengewächse bekanntlich nicht nur vorm Aufkeimen, sondern auch später mit flüssigem Kloakendünger — sehr viel zur Verstreuung und Verbreitung der so sehr widerstandsfähigen Helminthen-Eier beiträgt und so zur Verbreitung der Krankheit viel hilft. Ascaris und Oxyuris sind die häufigsten, selten sind die Cestoden; es ist mir nicht einmal bekannt geworden, ob Taenia oder Botryocephalus vorkommt.

Dyspepsien, eine Folge des übermässigen Genusses warmer und heisser Getränke, sind sehr häufig. Von 32 Fällen des Jahres 1859 waren 4 ziemlich hoffnungslos, indem bei zweien der Magen hartnäckig jede Speise verweigerte und bei den beiden anderen schon Symptome von Geschwürsbildung vorherrschten.

Typhus kommt sporadisch im Sommer vor; von 18 Fällen waren 13 Ileo-Typhus, 3 Pneumo-Typhus, 2 Cerebral-Typhus. Die Behandlung mit Calomel, Mineralsäuren, Zuführung frischer Luft etc., ganz wie in unseren Hospitälern, hatte auch den anderswo beobachteten Erfolg; es starben 6, genasen 10, verblieben in Behandlung 2.

Schliesslich sei noch erwähnt, dass die Japaner, trotz ihres strengen Regimentes, sich als Feinde jeder Bevormundung der Bevölkerung in Gesundheitsrücksichten erklärt haben. Es wurde nämlich eine polizeiliche Controlle der liederlichen Dirnen beantragt, um der Syphilis abzuhelfen. Die Antwort der Regierung war: „dass die Untersuchung unmöglich sei, weil das ein Einbruch in die Rechte der Prostitutions-Häuser sei, und dass es jedem japanischen Unterthan frei stehen müsste, gesund zu bleiben oder krank zu werden, je nach seinem Belieben.“ Dr. Pompe fügt aber hinzu, dass dies wahrscheinlich nur ein prahlender Vorwand gewesen sei, um den Einfluss der Fremden zu paralysiren und neue Sitten und Gewohnheiten nicht aufkommen zu lassen.

So viel von Japans Leiden und Krankheiten. Hoffentlich wird mit der zunehmenden Frequenz und der Verbreitung der Presse in jenen Regionen — es erscheint nun schon in Nagasaki eine Wochenzeitung — bald unsere Kenntniss von Land und Leuten eine ausgebreitere und tiefere werden.

Wenden wir unseren Blick nun nach dem Westen hinüber, so fällt er hier auf die lange chinesische Küste, die eine geographische Breite von über 26 Graden, und wenn wir alle ihre Windungen und Buchten berechnen, eine Ausdehnung von mehr denn 1500 Seemeilen erreicht. Schon seit langer Zeit hat sich diese Küste einen ähnlichen Ruf der Verderblichkeit für europäische Constitutionen erworben, wie die West-Afrikanische, obschon sie unter ganz anderen Verhältnissen steht wie letztere. Diese Verhältnisse sind zunächst bedingt durch die nur allein hier vorkommenden Luftströmungen der Monsune, einer Erscheinung, die sich sonst nirgends wieder findet. Betrachten wir dieselbe näher. Als bekannt muss vorausgesetzt werden, dass hier also Jahr aus Jahr ein nur zweierlei Winde wehen, der Südwest- und der Nordost-Monsun. Der Südwest-Monsun fängt in der chinesischen See ungefähr um die Mitte oder das Ende des April zu wehen an, und weht so fort bis Mitte oder Ende October. Seine Anfangs- und End-Termine sind um 12—15 Tage verschiebbar, je nach der geographischen Breite der Plätze. Der SW.-Monsun setzt früher ein im Golf von Siam und Tonkin, sowie längs der sogenannten Westküste (die Küste bei Hainan) als weiter östlich auf offener See, an der nördlicheren chinesischen Küste oder an der Küste von Pelawau und Luçon. Im südlichen Theile der chinesischen See hält er auch länger an als im nördlichen, denn oft weht der SW. noch in den Strassen von Singapore und Pulo Zapata vom 8. bis 15. October, wenn weiter nördlich schon NO. und O. weht. Gewöhnlich endigt er auf der Ost-Küste von China in der ersten Woche des September. Auch er weht überhaupt nicht so constant aus einem Striche des Compass, wie der NO.-Monsun; Land- und Seebrise wechseln unter der Küste ab. Im Mai wird er sehr schwach und variabel, so dass auf offener See sich sogar östliche und südöstliche Winde für 1—2 Tage zeigen. Weiter nördlich, um Formosa und an der entsprechenden chinesischen Küstenstrecke, kommen im Juli, August und September auch dann und wann NO.-Winde vor. Am stärksten und unveränderlichsten weht der SW. während der Monate Juni bis August.

Im siamesischen und tonkinesischen Golf ist meistens in der Nähe vom Lande eine regelmässige Land- und Seebrise. Dasselbe ist der Fall unter Luçon im April und Mai. Im Juni, Juli und August bringt der SW. eine grosse Menge Feuchtigkeit mit sich über die chinesische See herüber und daher ist der Himmel dann hier immer drohend und bewölkt und häufige Gewitter und Regengüsse entladen sich dann hier.

Der NO.-Monsun fängt im nördlicheren Theil der chinesischen See ungefähr gegen Ende September oder Anfangs October zu wehen an, während er im südlicheren Theil selten vor November stetig einsetzt. Leichte S.-Winde oder variable Brisen herrschen hier während des ganzen Octobers noch vor. Auf die Ost-Küste stürmt er oft ohne Warnungszeichen plötzlich ein, weht mit ungemeiner Heftigkeit und hält dabei oft 8—10 Tage in demselben Maasse an. In manchen Jahren aber ist das Wetter dagegen im September und October anhaltend schön, der Monsunwechsel findet ohne grosse Erschütterungen des athmosphärischen Gleichgewichts, ohne Cyclon oder Taifuhn statt, selbst die Aequinoctien gehen unbemerkt vorüber. Auch hier findet aber dicht unter der Küste die Erscheinung der Land- und Seebrise statt. Im November, December und Januar weht der NO. stetig durch, begleitet von Wolkenmassen, zuweilen auch von Regenschauern und schwerem Seegang. Im Februar und März weht er schon bedeutend schwächer und ist von anhaltend schönem Wetter begleitet.

Eine diese wechselnden Luftströmungen begleitende Erscheinung ist die des wechselnden Feuchtigkeitsgehaltes der Luft. Der SW., der über die tropische Zone herweht, führt grosse Mengen dunstförmiger Feuchtigkeit mit sich, und ohne dieselbe durch reichliche Niederschläge absetzen zu können, muss er daher, zu einer Zeit, wo die Sonne schon so wie so nördlich der Linie steht, auf die

Constitutionen der Küstenbewohner um so lästiger und gefährlicher einwirken, als er die freie Perspiration der Haut und die dadurch bewirkte Abkühlung und Erfrischung des Körpers behindert. Dazu kommt noch, dass auf der Küste die Brise während des ganzen SW. so schwach ist, dass sie kaum empfunden wird und dass mehrere der frequentesten Plätze der Schifffahrt und des Handels so unglücklich angelegt sind, dass die Brise sie wegen einer hohen, sie abschliessenden Bergkette nicht erreichen kann.

Die Krankheiten nehmen um diese Zeit natürlich auch einen schwereren Charakter an, und besonders die Fieber sind durchaus zu keiner Krisis zu bringen und endigen häufig sehr unglücklich, durch gänzliche Erschöpfung der Kräfte der Kranken.

Der NO. ist dagegen durchgängig trocken, weil er mit dem ohngefähren Verlauf der Küste unter spitzem Winkel entlang wehend, fast überall schon über eine gute Strecke gebirgiger Länder weggeweht hat und auf den Bergen schon seine Feuchtigkeit abgegeben hat, ehe er auf die betreffenden Plätze stösst. So trifft z. B. der NO. die Provinzen Petschili und Schantung, nachdem er über die grossen Gebirge Corea's und Leautung's und über die grossen trocknen Ebenen der Mongolei geweht hat. Vor Shanghai und Ningpo fängt der rauhe und gebirgige Tschusau-Archipel die Regenwolken ab, Fuhtschaufuh, Amoy und Hongkong sind durch ähnliche Wetterfänge vor übermässigen Regen geschützt. Um diese Jahreszeit steht die Sonne südlich von der Linie und die klimatische Beschaffenheit der Plätze nimmt somit in Temperatur, Windbeschaffenheit und Feuchtigkeit einen bedeutend günstigeren Charakter an. Die Krankheiten verlaufen rascher, endigen leichter durch Krisen, wo sie mit Fieber verbunden sind, erschöpfen die Constitution bei weitem nicht so gänzlich, wie in der anderen Jahreszeit, und die Behandlung hat natürlicherweise bedeutend günstigere Resultate.

Ehe wir zu uns einer speciellen Betrachtung einzelner Städte und Plätze machen, wird es von einigem Interesse sein, eine historische Uebersicht der Einführung und Fortpflanzung der europäischen Heilkunde in China zu geben, da die hierüber bekannt gemachten Thatsachen so zerstreut und vergraben liegen, dass man viel Mühe hat, sie zu sammeln und in Einklang zu bringen.

Die älteste mir bekannte Thatsache ist in dem mit Unrecht verrufenen Buche des sibirischen Flüchtlings Grafen Beniowsky enthalten und giebt uns ein recht anschauliches Bild von der Hülf- und Rathlosigkeit eines Schiffes damaliger Zeit auf einer solchen ungesunden Küste. Die Erscheinungen wurden allen möglichen unbedeutenden und gleichgültigen Ursachen zugeschrieben, Ursachen, die von altersher auf Schiffen vorhanden waren und noch heut vorhanden sind; aber auf die eigentlichen Gründe stiess Niemand. Und doch ist es eigentlich handgreiflich für Jeden, der nur einmal unter dortigen Breiten unter Land gekreuzt hat, worin die Ursachen liegen. Bei verbesserter und gesicherterer Navigation hat man heute nicht mehr nöthig, sich durch ängstliches Festklammern an das Küstenland den schädlichen Einflüssen desselben auszusetzen. Damals als Beniowsky seine gewagte Reise mit schlechten Karten und schlechten Instrumenten unternahm, ging man natürlich so selten wie möglich ausser Sicht von Land weg und blieb Nachts, wo die miasmatischen Effluvien des Alluvial-Bodens der Küste durch die Landbrise nach See zu herausgeweht wurden, meist beigedreht unter der Küste liegen. Wer nun einmal die gelbgrauen Dünste gesehen hat, die sich gleich nach Sonnenuntergang von der Küste auf die See herauswälzen und das Land in tiefe Nebel hüllen, wer ihren eigenthümlichen Geruch nach Morast- und Sumpfland kennen gelernt hat, der wird begreifen, dass ihnen allein die Erkrankung ganzer Schiffsbesatzungen, die meist alle zur warmen Jahreszeit Nachts sorglos auf dem bethauten Deck schlafen, zugeschrieben werden muss, und dass Beniowsky uns in seinem Buche von einer Sumpffieber-Epidemie berichtet.

Die nächste Nachricht über unsern Gegenstand finden wir bei Gelegenheit der Einführung der Vaccination in China veröffentlicht.*) Die ostindische Compagnie, welche 1805 das alleinige Handelsrecht mit China besass, führte, nachdem sich der Nutzen der Vaccination durchgehends bewährt hatte, dieselbe in ihren Territorien

*) Report to the Board of National Vaccine Establishment, respecting the introduction of the practice of vaccination in China A. D. 1805 and its progress since that period and its actual state. Canton 1816.

ein und versuchte auch die Chinesen mit dieser nützlichen Praxis bekannt zu machen. Dr. A. Pearson, Arzt der Factorei der ostindischen Compagnie in Canton, verfasste zu dem Zwecke eine kleine Abhandlung über den Nutzen der Vaccination, die Sir George Staunton, damaliger Chief superintendent der Compagnie ins Chinesische übersetzte und unter die chinesischen Aerzte vertheilte. Aber die praktische Ausführung des Vorschlages missglückte, weil die aus Ostindien herüber gebrachte Lymphe verdorben war. Endlich gelang es 1805 einem Herrn Hewitt, einem portugiesischen Unterthan und Kaufmann aus Macao, Lymphe auf lebenden Individuen von Manila herüber zu bringen, wohin die Lymphe auf Befehl des Königs von Spanien über den südamerikanischen Continent hinüber gebracht worden war und glücklich festen Fuss unter Ansiedlern wie Eingebornen gefasst hatte.

Das Verdienst der Einführung der Vaccination ist den Macaensern freilich streitig gemacht worden durch den Spanier D. F. Balmis. Da aber eigentlich schon Pearson vor ihm Versuche angestellt hatte, so ist diesem wohl das intellectuelle und dem Hewitt das reelle Verdienst zuzuschreiben.

Nachdem 1805 vom Februar bis Juni in Macao und Canton eine heftige Variola-Epidemie geherrscht hatte, wurden im Winter von 1805—06 die Vaccinationen im ausgebreitesten Maasstabe vorgenommen. Die Epidemie erlosch und die Chinesen fühlten sich nun wieder so sicher, dass es schwer hielt eine ausreichende Anzahl tauglicher Subjecte zum Impfen zu erhalten. Die Lymphe ging daher zwei Mal aus und man war genöthigt neue von Luçon zu holen. Zu zwei anderen Malen, wo in Canton und Macao die Lymphe erloschen war, war sie auf dem Lande in der Provinz noch vorhanden und musste ziemlich weit her geholt werden. Kühe, von denen man Vaccine hätte abnehmen können, waren nicht vorhanden. Ueber die Provinz Kwantung heraus scheint sich damals die neue Methode nicht verbreitet zu haben.

Wie fast überall so fand auch hier die Vaccination unter den Aerzten wie unter den Priestern und Laien einen nicht unbedeutenden Widerstand und man schrieb ihr allerhand verderbliche Folgen zu, wie den Ausbruch von Variolis, Masern, Pemphigus und sonstigen Exanthemen. Man sträubte sich besonders gegen die Impfung in den Sommermonaten, wahrscheinlich weil alte Erfahrungen gelehrt hatten, dass zu dieser Zeit alle Krankheiten einen gefährlicheren Charakter annehmen. Um diesen Hindernissen entgeden zu treten, hatte die intelligentere Körperschaft der Hong-Kaufleute in Canton einen Fond gegründet, woraus gratis die Impfung besorgt wurde und Prämien für die Herbeischaffung gesunder Kinder dazu vertheilt wurden. Ein chinesischer Vaccinateur impfte dann neun Tage in einem öffentlichen Locale je 15—40 Kinder.

Aus dem 2. Rapport an die Gesellschaft*) ersehen wir, dass es der Vaccination eben so erging wie in Europa. Als man sie damals dort heftig angriff und ihr allerlei secundäre Erkrankungen zuschrieb, hatten einige unberufenen Individuen den chinesischen Impfärzten jene Angriffe in Flugschriften mitgetheilt und sie aufgefordert ihre Beobachtungen mitzutheilen. Aber sie erreichten ihren Zweck dadurch nicht; denn obgleich damals und ein Jahr vorher heftige Variola-Epidemien geherrscht hatten, so wurde dennoch kein einziger der Geimpften befallen, höchstens trat bei schlecht oder mangelhaft Geimpften ein leichtes Varioloid auf. Man erkannte allgemein die glückliche und erfolgreiche Anwendung der Vaccination an und das zu ihr gefasste Vertrauen wurde auf keine Weise erschüttert.

Ein Versuch, die Impfung auch in die Provinz Kiangsi einzuführen, wurde durch die Opposition der Priester unterdrückt. Es entging ihnen dadurch nämlich ein doppelter Verdienst, einmal der für das bisher in China allgemein übliche Impfen der Variola selbst, und dann brauchte man sich ja zweitens nicht mehr an sie zu wenden, um den Zorn der Götter durch Ceremonien zu besänftigen. Unglücklicherweise unterstützte eine gerade ausgebrochene Scharlach-Epidemie ihre Opposition und so ging damals der Segen der neuen Erfindung an dieser Provinz vorüber.

Im Herbst 1820 kam ein Dr. Despiona, Arzt des Königs von Cochinchina nach Macao, um sich von dort Lymphe zu holen und es gelang ihm auch endlich im Februar 1821 die Impfung in Cochinchina einzuführen.

Später sind noch zwei Rapporte veröffentlicht worden, denen zu Folge nach unermüdlichen Versuchen die Vaccine nochmals in Kiangsi, dann in Kiangnan und Fohkien und auch in Peking selbst

*) Canton, März 1821.

eingeführt worden ist und auch festen Fuss gefasst hat, mit Ausnahme des letzteren Ortes, wo sie 1832 wieder ausgestorben war.

Nach einem Briefe des bei der russischen Gesandtschaft in Peking attachirten Dr. Rehmann vom 14. October 1805 hat dieser übrigens schon damals bei den Mongolen die Vaccination eingeführt und dieselbe bis Jakutzk und Ochotzk verbreitet.

Bis zum Jahre 1827 beschränkte sich der Einfluss der europäischen Aerzte auf die eben erwähnten Sachen und höchstens eine kleine Privat-Praxis unter den mit den Fremden allein zum Verkehr berechtigten Hong-Kaufleuten. Es war ihnen aber doch trotz aller Hindernisse gelungen, ein solches Vertrauen unter den Chinesen zu werben, dass sie im genannten Jahre zur Eröffnung des ersten Hospitals, für Augenkranke, schreiten konnten. Dr. Colledge, Arzt der englischen Factorei und Gemeinde in Macao, eröffnete dasselbe zuerst aus eigenen Mitteln und wurde später durch milde Beiträge unterstützt. Das Unternehmen hatte einen so guten Erfolg, dass bis October 1832 schon 4000 Patienten Aufnahme und Hülfe gefunden hatten. Man schritt daher 1828 schon zur Errichtung einer Dispensir-Anstalt in Canton, worin den ambulanten Patienten Rath und Arzneimittel gratis verabfolgt wurden. Die ostindische Compagnie unterstützte beide Anstalten freigebig mit Arzneimitteln. Bei der grossen Hülflosigkeit der chinesischen kranken Armuth wurden die neuen Institute auf das Eifrigste besucht und erlangten bald einen solchen Einfluss auf die niedrigeren Volksklassen, dass sie die Besorgniss der Mandarinen erregten. In Canton war freilich ein einheimisches Asyl für Blinde vorhanden und enthielt damals allein 2394 Individuen, die monatlich eine Unterstützung von 1 Shilling engl. pro Kopf erhielten, sonst aber durch Betteln, Singen, Korbflechten etc. sich ihren Unterhalt verdienen mussten. Für die übrigen Blinden, welche keine Aufnahme finden konnten, existirte keine Hülfe und ihre Zahl hatte sich bereits bis 1835 nach officiellen Berichten zu der enormen Zahl von 4750 gesteigert. Die chinesischen Aerzte, von denen schon der alte Lecomte 1737 sagte: „I can hardly endure their physicians; the most dangerous in the land is, that everybody is admitted to practise physic"),*

*) Memoirs and Remarks etc. in ten years travels in China by L. L. London, 1737.

waren vollständig machtlos gegen diese Leiden. Da man bei diesem Andrang mit der Dispensary nicht weit kam, so schritt man zur Errichtung eines ordentlichen Hospitals für Augenkranke und eröffnete dasselbe am 4. November 1835 unter Leitung des amerikanischen Missions-Arztes Dr. med. P. Parker, desselben, der später Gesandter der Vereinigten Staaten und Excellenz wurde. In demselben Jahre sah man sich durch die zunehmende Frequenz der fremden Schifffahrt genöthigt, die Errichtung eines Seemanns-Hospitals in Whampoa in Betracht zu ziehen, und ein Erlass des Superintendenten des britischen Handels in China vom 9. Februar 1835 forderte zur Beförderung des Planes auf, ein geräumiges Schiff auf dem Cantonfluss als Hospitalschiff zu stationiren. Gleichzeitig veröffentlichte der schon erwähnte Dr. Colledge im Chinese Repository Vol. IV.*) December einen Aufsatz, worin er auf die Zweckmässigkeit einer Verbindung der Missionäre mit den Aerzten der fremden Niederlassungen aufmerksam machte und darauf hinwies, dass der beste und erfolgreichste Weg den je Missionäre eingeschlagen hätten, derjenige gewesen sei, dass sie erst die körperlichen Bedürfnisse und Leiden der Ungläubigen abhalfen und dann mit grösserer Zuversicht und besseren Erfolgen an ihr geistiges Hülfswerk gingen.

Indess verging unter Hin- und Herreden die Zeit und noch ehe sich eine rechte gemeinschaftliche Unterstützung dieses Planes zusammen fand, waren schon einzelne Missionarärzte in dieser Richtung selbstthätig gewesen und hatten theils aus den ihnen persönlich von ihren Gesellschaften gelieferten Gehältern, theils mit Unterstützung Privater eine hülfreiche Thätigkeit unter den Einheimischen begonnen. In Siam hatte der Amerikaner Dr. B. Bradley schon im August 1835 ein mit der Mission verknüpftes Hospital in Bangkok errichtet und konnte darüber schon 1836 einen sehr günstigen ersten Jahresbericht veröffentlichen. Leider blieb Bradley fast ganz auf seine eigenen Mittel angewiesen und war mit Missionsarbeiten so überbürdet, dass er keine Musse fand, um weitere Nachrichten von seinem Unternehmen zu geben, als einen zweiten Rapport für das Jahr vom Mai 1845 bis Mai 1846. Das

*) Suggestions with regard to employing medical practitioners as missionaries to China by T. R. C. 1835.

Canton-Augen-Hospital schien auch nicht recht frequent zu sein, denn Dr. Parker fand 1837 im Sommer Zeit genug, um jene bekannte erfolglose Expedition des „Morrison" nach Japan*) mitzumachen und versuchte unterwegs auf den Liu-Tschiu-Inseln die Vaccination einzuführen. Er fand in Napa, der Hauptstadt, anfänglich Widerstand. Man bemerkte ihm ganz einfach, dass seit Jahrhunderten die Einwohner sich einer guten Gesundheit erfreuten, dass gegen das Alter, fast ihre einzige Todesursache, kein Arzt helfen könne und dass er somit durchaus nichts Wünschenswerthes ihnen bringen könnte. Endlich fand er einen neugierigen Collegen bereit, sich impfen zu lassen und theilte dann diesem auch Abhandlungen, Lymphe und Instrumente zur weiteren Ausbreitung der Impfung mit.

Endlich kam im Februar 1838 in Canton ein Meeting der bedeutendsten Persönlichkeiten unter den Engländern und Amerikanern zu Stande. Colledge, Parker, Rev. Bridgeman, G. T. Lay, W. Jardine, J. Mattheson, alles Personen, deren Namen fast unzertrennlich mit der Geschichte der europäischen Niederlassungen in China verbunden sind, stellten sich an die Spitze der in diesem Meeting begründeten Gesellschaft, die den Namen „Medical Missionary Society" erhielt und brachten in kürzester Zeit so viel Mittel zusammen, dass man an die Gründung eines neuen Hospitals in Macao, dessen Leitung an Dr. P. Parker übertragen wurde, gehen konnte. Das alte von Colledge begründete Augen-Hospital in Macao war nämlich, wie aus dem Mangel aller Nachrichten darüber nach dem Ende des Jahres 1832 hervorzugehen scheint, allmählig in Auflösung gerathen und hatte seine Operationen eingestellt. Das andere ophthamologische Hospital in Canton aber hatte seine Existenz unter günstigen Verhältnissen fortgesetzt und schon fleissig Lebenszeichen in Gestalt von 8 Rapporten von sich gegeben. Wegen nothwendiger Reparaturen musste es nun von Juli bis September geschlossen werden, und Dr. Parker übernahm derweilen die Leitung des neuen Instituts der Medical Missionary Society. Vom 1. October ab scheint nun das Haus in Canton beiden Zwecken allein entsprochen zu haben, bis mit dem Mai 1839 die Kriegs-

*) Chinese Repository Vol. VI. 5. Heft: Vogage to Lew-Chew and Japan in the Morrison in July and August 1837, by Weac Williams.

wirren und die Unsicherheit des Lebens und Besitzthums in den Factoreien in Canton anfing, und die Engländer sich genöthigt sahen, nach Macao, als einem neutralen Platze, auszuwandern. Die Amerikaner blieben im ungestörten Besitze des Hospitals in Canton und erweiterten es 1839 dem Bedürfniss entsprechend zu einem allgemeinen Hospital (Chin. Repos. Vol. VIII.), während die Engländer wieder in Macao ihre Bemühungen fortsetzten und den aus England inzwischen herausgekommenen Dr. Lockhart für ihre Zwecke gewannen. Aber auch aus Macao wurden die Engländer ausgewiesen und mussten am 15. August 1839 ihr Hospital hier schliessen. Während Dr. Lockhart sich nun nach Batavia begab, um dort noch Sprachstudien obzuliegen, und auch Dr. Parker 1840 im Juni sich genöthigt sah, Canton für längere Zeit zu verlassen*) und das Hospital daselbst zu schliessen, mehrte sich durch die inzwischen in Europa angeregten Schritte für die Medical Missionary Society die Anzahl der Arbeiter auf dem ärztlichen Felde, und von den verschiedensten Seiten her stellten sich der Gesellschaft Aerzte zur Verfügung. Der Krieg mit England und die von diesem erfolgte Occupation verschiedener chinesischer Territorien eröffnete ein weites Feld für die neuen Arbeitskräfte und unterstützt von der Medical Missionary Society gingen sie mit Lust und Eifer an ihre Aufgabe. Dr. Hobson eröffnete das seit einem Jahr geschlossene Hospital zu Macao wieder im August 1840, während Dr. Lockhart sich der Expedition der Truppen nach dem Tschusan-Archipel anschloss und hier in Tinghai, der Hauptstadt der grössten dieser Inseln, ein Hospital errichtete, welches bis zum 22. Februar 1841 in Thätigkeit blieb und diese nicht allein auf die Inseln, sondern auch auf das Festland, Ningpo, Hangtschau, Puto, Lowang und die Provinz Fohkien ausdehnte. Es wurde dann auf einige Zeit geschlossen, im Juli 1843 wieder eröffnet und blieb mit einigen Pausen, während welcher Ningpo besucht wurde, bis zum Januar 1844 in Thätigkeit, wo es dann definitiv nach Shanghai übersiedelte. Ein Jahr nach der Einnahme Amoy's durch die Engländer eröffnete Dr. W. H. Cumming, ein Amerikaner, aus eignem Antrieb eine Dispensary in dem Dorfe Kislongsu in dem Hause des Missionär Abeel. Die neue Anstalt wurde bald bekannt und

*) Chinese Reposit. Vol. XIII. 1844.

zahlreich von Städtern und Landleuten besucht. Im Januar 1844 erst gelang es endlich, die Furcht und das Vorurtheil der Behörden von Amoy zu besiegen und ein passendes Local für ein ordentliches Hospital in der Stadt selbst zu erringen. Vorher schon hatte die Medical Missionary Society im November 1843 den Dr. Hepburn nach Amoy abgesendet, der sich mit Cumming vereinigte und 1845 den ersten Rappört über ihre gemeinsame Thätigkeit veröffentlichte.

Nach Beendigung des Krieges und Abtretung der Insel Hongkong an die Engländer kehrten die Interessen sich wieder auf Canton und die neue Besitzung. Das Hospital in Macao wurde im Juli 1843 nach einem neuen geräumigen Hause in Victoria, der neuen Hauptstadt Hongkong's, verlegt, während Dr. Parker nach einer fast $2^{1}/_{2}$ jährigen Abwesenheit aus Amerika nach Canton zurückkehrte und hier am 21. November 1842 das alte Hospital wieder in Thätigkeit setzte.

Von den neuen dem europäischen Handel eröffneten Häfen waren nur noch Futschau und Ningpo unversorgt mit europäisch gebildeten Aerzten. Ersterer Platz scheint weder das Interesse von Privatleuten noch von der Medical Missionary Society erregt zu haben; wahrscheinlich ist der feindselige und noch heut zu Tage nicht zur Friedfertigkeit gegen Fremde gelangte Charakter der mittleren und niederen Volksschichten an dieser Vernachlässigung schuld. Dagegen war in Ningpo schon der von der amerikanischen Baptisten-Mission dorthin gesendete Dr. Mac Gowen seit November 1843 thätig und wurde später von Dr. Mac Cartee unterstützt. Freilich dauerte das Unternehmen fürs erste noch nicht lange; denn schon nach 3 Monaten wurde das Hospital wieder geschlossen, um erst im April 1845 wieder geöffnet zu werden.

Unter diesen günstigen Auspicien gingen die Arbeiten rüstig fort und auf der seit 1842 zum ersten Male wieder im Juni 1844 zusammentretenden General-Versammlung der Mitglieder und Freunde der Medical Missionary Society konnte das Directorium den Versammelten die befriedigende Mittheilung machen, dass ihre segensreiche Wirksamkeit sich nun auf Hongkong, Canton, Amoy, Ningpo und Shanghai gesichert erstrecke und es für die Zukunft auch bleiben werde. Das Beispiel der Medical Missionary Society und ihre Erfolge veranlasste später auch noch ihren längst gehegten

Plan, für ihre Mission ein eignes Hospital in Canton zu besitzen, wieder aufzunehmen. Dr. Hobson, der ursprünglich von dieser Gesellschaft für diesen Plan gewonnen und herausgeschickt worden war, war damals gerade zur ungelegnen Zeit bei Beginn der Feindseligkeiten in Macao gelandet und hatte einstweilen, da sich für seine Absichten vorläufig noch keine günstigen Aussichten zeigten, die Direction des Medical Missionary Society Hospitals in Macao übernommen. 1841 scheiterte sein Versuch, in dem occupirten Canton ein Haus für die Aufnahme der verwundeten und kranken Chinesen zu errichten, an der Abneigung der Hong-Kaufleute und der Feindseligkeit des Pöbels. Hobson blieb daher bei der Medical Missionary Society und zog mit deren Hospital nach der neuen Colonie über. Nach einer längeren Abwesenheit von China kehrte Hobson 1847 von England zurück und setzte es endlich durch, dass in Canton die London Miss. Soc. eine neue Mission und zwar vorläufig eine rein ärztliche eröffnete. Er löste seine Verbindung mit dem Hospital in Hongkong und der Medical Missionary Society und gründete in der Vorstadt Kumlifau, von Canton, im April 1848 eine Dispensary, welche, nachdem sich die Einwohner an die Neuheit gewöhnt hatten, im Juni desselben Jahres in ein ordentliches Hospital umgewandelt wurde.*)

Die ferneren Schicksale dieser Hospitäler werden wir kurz bei Betrachtung der einzelnen Localitäten erwähnen. Trotz des 2. und 3. chinesischen Krieges bestanden sie, wenn auch mit Unterbrechung, fort und bewiesen sich nicht nur für die Chinesen, sondern auch für die Fremden als eine Quelle grosser materieller, wie geistiger Vortheile. Chinesische Schüler erhielten Unterricht in den medicinischen Wissenschaften, in unmittelbarer Verbindung mit chinesischen Fällen und praktischen Unterweisungen. Sie lernten fremde Sprachen, studirten fremde Bücher, und Uebersetzungen aus allen Zweigen der medicinischen Fach- wie Hülfs-Wissenschaften zeigten ihnen, dass die Fremden es nicht an gutem Willen fehlen liessen, um sie auf ihre Bildungsstufe emporzuheben. Talentvolle Schüler wurden auf Kosten der Gesellschaften nach Europa geschickt und dort nach einer sorgfältigen Vorbereitung

*) A General Report of the Hospital at Kumlifau in Canton by B. Hobson, M. B. Canton 1850.

auf englischen Universitäten in die höheren Geheimnisse der Medicin eingeweiht. So lebt z. B. jetzt in Canton als Director des Hospitals in Kumlifau ein in Edinburg erzogener und promovirter Dr. Wangfun, der sich durch seine Kenntnisse und seine operativen Fertigkeiten einen so bedeutenden Ruf und ein so grosses Vertrauen erworben hat, dass selbst die europäischen Aerzte ihn bei den schwierigsten Fällen ihrer Praxis sehr gern zu Rathe ziehen.

Aerztliche Missionen haben überhaupt den natürlichen Vorzug, dass sie die Vorurtheile entwaffnen und die Zuneigung des Volkes zu erringen vermögen, und man kann ihnen mit Recht einen grossen Theil an den Errungenschaften und Vortheilen zuschreiben, welche die westlichen Nationen im fernen Osten erlangt haben. Alle bei diesen Ereignissen interessirten Regierungen haben daher diese Vorarbeiter, welche die Nationen für den Umgang mit den Fremden geneigt und vorbereitet machen sollten, mit ihrer Beihülfe unterstützt und dadurch nicht nur wissenschaftliche, sondern auch grosse materielle und politische Zwecke erreicht. Besonders verdienen die Engländer das Lob, dass sie, mögen ihre Gründe zum Kriege auch immerhin unlautere und provocirte gewesen sein, überall, wo sie Wunden schlugen, sich auch redlich stets bemüht haben, dieselben wieder zu heilen und das arme Volk nicht entgelten zu lassen, was der Hof und die Mandarinen peccirten. So haben sie noch im letzten Kriege, ganz aus privatestem Antriebe einzelner Militärärzte, in Tientsin, während der Occupation dieser Stadt durch die verbündeten Armeen, ein Hospital für arme Chinesen errichtet und so versucht, den Druck, den sie aus politischen Gründen auf die Gemeinde ausüben mussten, den Armen zu erleichtern und ihnen zu zeigen, dass das Sprüchwort „Vae victis" nicht ihr Motto ist.

Gelangen wir jetzt zu den örtlichen Beschreibungen unserer Gebiete, so müssen wir zunächst darauf aufmerksam machen, dass über Niutschwang, dem am nördlichsten gelegenen Verkehrsplatze, seit Abschluss des Friedens vom Jahre 1861 alle Nachrichten noch fehlen und dass auch unsere Expedition darüber gar keinen Aufschluss geben kann. Hoffen wir also, dass in Zukunft bald eine bereitwillige Hand sich finden werde, die Welt darüber zu belehren. Nicht viel besser geht es uns mit dem im letzten Kriege von den Engländern als Stapelplatz für Truppen und Provisionen benutzten sehr geräumigen Hafen von Talienwhan; höchstens könnte man aus der allgemeinen klimatischen Beschaffenheit des Golfs von Petschili schliessen, dass er sich nicht viel in dieser Beziehung von dem Golfe unterscheidet.

Tientsin, unter 39° 10′ NB. und 117° 16′ OL. gelegen, ist in neuerer Zeit ein Haupt-Anziehungspunkt für den Krieg wie für den friedlichen Handel geworden und bietet in der That auch durch seine Lage ohnweit der See und andererseits als Schlüssel zu Peking grosse Vortheile dar. Leider aber hat es sich der europäischen Gesundheit während der Jahreszeit, wo kriegerische wie kaufmännische Unternehmungen hier allein ausgeführt werden können, in einem Maasse schädlich gezeigt, wie kaum ein anderer Punkt der Küste. Schon aus den früheren Kriegen, wo Tientsin occupirt wurde, wusste man, dass es fähig wäre eine grosse Armee aufzunehmen und zu verpflegen. Aber die damaligen Erfahrungen erstreckten sich auf eine zu kurze Zeit des Jahres und man hat während der letzten Occupation so viel traurige Erfahrungen gemacht, dass man in Zukunft andere Maassregeln zu ergreifen sich genöthigt sehen wird, als man bisher anwendete. Eine immense, theils fruchtbare, theils wüste und trockene Ebene umgiebt Tientsin und erstreckt sich von dem circa 8 geogr. Meilen entferntem Seestrande bis weit über das etwa 14 geogr. Meilen entlegene Peking hinaus. Die niedrige Küste, theils sandig, theils morastig und lehmig, fällt bei Ebbezeit ungefähr ½ geogr. Meile weit hinaus trocken und umsäumt so mit einem pestilentialischen Gürtel die ganze Gegend nach der See zu. Allmählig steigt nun von der See aus das Land durch Anhäufung salzhaltiger Dünenwälle zu einem vielleicht 30—50 Fuss hohen Walle heran und fällt hinter dieser Sandzone wieder hinab, selbst tiefer als der Meeresspiegel bei Fluth. Diese enorme schüsselförmige Vertiefung des Terrains hat einen feuchten und lehmigen Boden, der, wo er gut angebaut ist, reichlich fruchtbar ist und wie eine grosse Oase sich weit ausbreitet. Der Peiho, ein vielfältig gewundener und ziemlich heftig strömender trüber Fluss, verbindet die See und ihr Aestuarium um Taku und Pehtang herum mit Tientsin. Hohe künstlich aufgedämmte Ufer schützen das Land gegen Ueberschwemmungen, die aber doch dann und wann über diese Schranken hinaus gehen und die Ebene überfluthen und mit Schlamm bedeckt zurück lassen, ganz wie der Nil. Der Einfluss der Ebbe und Fluth erstreckt sich über Tientsin hinaus und zwei Mal in 24 Stunden ist die Stadt den Exhalationen dieses schmutzigsten aller Flussbetten ausgesetzt.

Die Bauart der Stadt ist die aller mittleren chinesischen Städte: eine circa 50 Fuss hohe und 12—16 Fuss breite massive Mauer umschliesst als ein Quadrat die Häusermasse, mit ihren vier Seiten nach den vier Haupthimmelsgegenden gerichtet. Auf jeder dieser Seiten ist in der Mitte ein von einem circa 80 Fuss hohen Thurme überdachtes Thor, welches in eine der beiden Hauptstrassen, die von Norden nach Süden und von Osten nach Westen laufen, hineinführt. Beide Strassen schneiden sich im Mittelpunkte der Stadt natürlich rechtwinklig und auf diesem Kreuzwege sind sie gleichzeitig von einem rechtwinkligen Thurmbau überdacht, durch welchen beide Strassen hindurch führen. Diese beiden Canäle nun sind die Hauptventilatoren der eigentlichen Stadt, in die sonst weiter kein einziger Luftstrom wegen der hohen Mauer hineingelangt. Die ausgebreiteten Vorstädte verstopfen aber natürlich diese beiden Luftwege und so bleibt denn die ganze Umzäunung ein stagnirendes Luft- und Gestankmeer, aus welchem selbst der Rauch des Heerdes sich mühsam losreisst. Nur nach einer Seite hin, wenn ich nicht irre nach Westen, ist die Stadt nur von einigen wenigen Häusern dicht am Fuss der Mauer umzäunt und hier erstreckt sich eine weite prachtvolle Ebene, nach Süden vom grossen Canale, der hier in den Peiho mündet, begrenzt, auf welcher eine frische und gesunde Brise weht. Auf dieser Ebene werden nun die fremden Factoreien und Wohnhäuser errichtet werden, dicht bei einem den Canal begleitenden schattigen Gehölze und die Fremden werden sich hier, aus dem Pestpfuhle der Vorstädte erlöst, auf einem angenehmen und hoffentlich gesunden Terrain angesiedelt befinden.

Die Bevölkerung Tientsin's ist wahrhaft abscheulich. In keinem Theil der Welt habe ich eine schmutzigere, elendere und von Krankheiten und Gebrechen aller Art mehr befallene Race von Menschen gesehen als hier. Man könnte sie eher eine Landplage als wie eine bürgerliche Gesellschaft nennen. Schmutz, Nacktheit und Krätze sah man auf jedem Tritt und Schritt. Die von der Ebbe trocken gelegten Ufer des Flusses wimmeln von Bettlern, die den Absatz und Auswurf, der von den Schiffen und den Rinnsteinen in den Fluss geführt worden war, durchsuchten und nach noch geniessbaren Stoffen suchten. Die wunderbarsten Verstümmlungen, die bösartigsten Geschwüre waren tägliche Vorkommnisse, und ein früher Morgenspaziergang führte uns manchesmal an im Elend verkommenen Leichen vorbei.

Ueber die klimatische Beschaffenheit Tientsin's lässt sich noch nicht viel sagen, da es noch an durch wiederholte Beobachtungen gesicherten Thatsachen fehlt. Vorläufig steht soviel fest, dass der Sommer viel heisser als der von Singapore und der Winter kälter als der von Königsberg ist. Was von Temperatur-Wechslungen und sonstigen meteorologischen Notizen mir zugänglich gewesen ist, ist in der unten angefügten Tabelle zusammen gestellt worden. Die Beobachtungen vom 11. Mai bis 10. October sind auf dem Hofe des photographischen Etablissements unserer Gesandtschaft, in einem ringsumschlossenen Raum und schattigen Platze angestellt worden. Die vom 6. Juni bis 5. Juli sind aus Olyphant's schon erwähntem Buche entnommen und zur Vergleichung beigefügt worden. Barometrische und hygrometrische und Windbestimmungen fehlen noch ganz.

	Mai.			Juni.			Juli.		
	10^{h}aM	3^{h}p.M.		10^{h}aM	3^{h}p.M.		10^{h}aM	3^{h}p.M.	
1				22,5	30,5	Gewittersturm.	27,5	35,0	
2				24,0	32,0		28,8	37,5	
3				26,5	32,0		28,8	37,5	
4				27,5	35,0		28,0	36,0	
5				27,5	36,2		30,0	37,5	
6				32,5	37,0		30,0	35,0	
7				30,0	36,2		34,0	42,0	
8				28,8	36,2		33,2	40,5	
9				28,8	37,5		27,5	35,0	Regen.
10				28,8	36,5	Früh Gewitter.	28,0	37,5	
11	26,4	33,5		28,8	33,8		30,0	37,5	Regen.
12	26,4	32,5		30,5	34,5		28,8	37,5	
13	27,5	35,0		37,5	37,5	blieb constant so bis Abds. 10^h	28,8	37,5	
14	27,5	35,0		31,5	38,0		28,5	38,8	
15	27,5	35,0		31,5	38,8		29,0	38,5	
16	27,5	35,0		34,0	42,5	verdorrend heisser Wind.	29,5	40,5	Gewitter.
17	27,5	31,2		35,0	40,0		41,2	42,5	anhaltend b. i. d. Nacht
18	21,5	31,0	Sandsturm u. Gew. a. M.	27,5	35,0	a. A. Sandsturm.	34,0	42,5	
19	25,0	32,5	Regen.	22,0	30,5	Nachts starker Regen.	34,5	42,5	
20	27,5	35,0		22,0	31,5		34,8	43,8	
21	26,0	35,0		22,0	31,5		34,0	44,4	
22	23,8	27,5	Regen.	23,5	32,6		31,3	45,0	
23	22,0	27,5	Viel Regen.	23,5	31,5	Regen.	34,5	45,6	
24	22,5	28,0	Regen.	22,5	30,0	Regen.	34,5	45,0	
25	22,5	34,0	Gewitter.	23,0	31,5	Gewitter.	34,2	43,8	
26	27,5	35,0		23,5	32,0		31,3	40,5	
27	25,0	32,0		23,5	33,5		27,5	32,5	Regen.
28	22,5	27,5	Regen.	30,5	34,0		20,0	26,0	Regen.
29	23,8	27,5		29,5	36,3		20,0	25,5	Regen.
30	27,5	36,5		28,5	36,3		21,0	30,0	
31	21,0	32,5		,,	,,		27,5	35,0	
	25",15	32",31		27",57	34",68		30",34	38",33	
	28",72 C.			31",12 C.			34",33 C.		
	7 Regentage mit 2 Gewittern.			5 Regentage mit 2 Gewittern.			6 Regentage mit 1 Gewitter.		

Differenz der einzelnen Monate: 2",40 — 3",21 — 4",61

	August.			September.			October.		
	10ʰaM	3ʰp.M.		10ʰ	3ʰ		10ʰ	3ʰ	
1	26,5	35,5		22,5	27,5	trübe.	10,0	12,5	windig.
2	25,0	34,0		20,8	27,8	trübe.	10,0	12,5	
3	28,0	36,3		19,5	25,6		8,5	11,0	
4	23,5	32,5	sehr windig	19,5	26,5	trübe.	10,0	11,5	
5	26,0	35,0		20,0	24,5	Nächte werden sehr kühl und feucht.	7,5	11,0	Regen.
6	28,8	37,5		19,0	24,5		10,0	12,5	
7	29,0	38,8		18,5	23,8		7,5	12,5	
8	29,5	40,0	Gewitter.	17,8	25,0		7,8	12,5	
9	29,0	40,0		16,3	21,3	Mittags plötzl. tark.Gewitter.	10,0	12,4	
10	28,5	39,3		16,5	22,0		10,5	13,5	
11	28,5	36,5		16,5	21,3		10,0	18,8	
12	27,5	37,0		16,4	25,0		9",25	12",70	
13	28,0	37,0		16,5	26,0				
14	27,5	37,5		16,0	25,0	Viel Regen.	10",97 C.		
15	22,5	30,5	strk. Regen	15,8	24,3	trübe.	Regentag.		
16	22,5	22,5	nächtl. Reg.	18,5	25,0				
17	20,5	26,5	Regen.	18,5	25,0				
18	27,5	35,0		18,5	25,0				
19	26,5	35,0		18,5	25,0				
20	27,0	37,5		16,0	20,0				
21	26,5	36,0		14,3	18,5				
22	22,5	30,6	sehr trübe.	15,0	18,8				
23	23,8	24,0	Regen.	12,5	15,0	trübe.			
24	21,8	28,5		8,8	12,5	Nachts sehr stürmisch.			
25	27,5	35,0		10,5	12,5	Morgen sehr frisch u. kühl.			
26	27,5	36,2		8,5	13,0				
27	28,0	36,3		8,5	12,5	Viel Regen.			
28	24,0	32,5	s. trübe u. viel Regen.	8,0	12,5				
29	22,6	28,5	Regen.	6,5	12,0				
30	22,5	22,5	sehr windig u. rgnerisch	7,5	12,0				
31	22,8	27,5		„	„				
	25",84	33",60		15",39	20",98				
	29",72 C.			18",18 C.					
	7 Regentage mit 2 Gewittern.			5 Regentage mit 2 Gewittern.			6 Regentage mit 1 Gewitter.		

Differenz der einzelnen Monate: 4",61 11",54 7",21

Monat.	Monats-Mittel. Tientsin.	Golf.	Differenz.	Monats-Differenzen. Tientsin.	Golf	Differenz.
Mai.	28°,72 C.	17°,35 C.	— 11°,37	+ 2°,40	+ 4°,30	+ 1°,90
Juni.	31°,12	21°,65	— 9°,47	+ 3°,21	+ 5°,32	+ 2°,31
Juli.	34°,33	27°,17	— 7°,16	— 4°,61	+ 0°,40	— 4°,21
August.	29°,72	27°,57	— 2°,15	— 11°,54	— 4°,70	— 6°,84
September	18°,18	22°,87	+ 4°,69	— 7°,21	— 4°,54	— 2°,67
October.	10°,97	18°,33	+ 7°,36			

Uebersicht der Monats-Temperaturen in Tientsin und im Golf von Petschili, sowie der Monats-Differenzen an beiden Orten.

Anmerkung: + und — in der 3. Zahlencolonne beziehen sich auf das Ueber- resp. Unter-Legensein der Temperatur auf der Rhede, in der 4. und 5. auf den Culminations-Punkt der Temperatur überhaupt, in der 6. wieder wie in der 3.

Wetter in Tientsin vom 6. Juni bis 5. Juli 18.

Dat.	7h a. M.	4h p. M.	Maximum.	Minimum.	
6	24,5	26,2	26,2	21,2	NW. 5
7	21,7	24,0	27,8	18,2	W. 2
8	16,8	22,3	22,3	16,8	SW. 4
9	18,2	23,4	23,4	17,3	S. 2
10	18,2	24,5	24,5	16,8	SO. 8
11	17,8	26,2	26,2	17,8	O. 5
12	20,0	24,0	25,0	19,5	NO. 3
13	19,5	21,7	22,8	19,5	N. 1
14	19,1	26,8	26,8	19,1	30
15	22,9	28,2	29,1	22,3	10 Regentage mit
16	22,8	27,9	27,9	22,3	5 Gewittern.
17	22,3	27,2	27,9	22,3	20 vollkommen heitere
18	24,0	28,2	30,0	22,8	Tage.
19	20,5	27,9	27,9	20,5	
20	22,8	28,2	28,2	22,8	
21	22,8	21,5	23,3	21,3	
22	20,0	25,0	25,0	20,0	
23	21,8	25,5	25,5	21,3	
24	21,8	27,2	27,2	21,8	
25	21,8	28,2	28,2	21,8	
26	21,8	27,9	29,1	21,8	
27	22,3	28,2	28,2	22,3	
28	21,8	21,8	24,5	21,8	
29	20,7	24,5	25,0	20,7	
30	21,8	28,8	28,2	21,8	
1	21,8	27,9	28,2	21,8	
2	22,8	28,8	28,2	22,8	
3	26,2	32,8	32,8	25,6	
4	27,3	33,5	35,6	26,8	
5	28,2	33,5	33,5	27,9	
	21,81	26,72	27,25	21,29	

29,26

Aus der Betrachtung dieser Tafeln ergiebt sich, dass der Sommer 1861 in Tientsin zu den heissesten gehörte, die auf der Erde überhaupt beobachtet worden. Leider lässt sich aus Olyphant's Tafel nicht ersehen, an welchem Orte die Beobachtungen angestellt worden sind. Da dieselben um 6°,86 von unserer Juni-Temperatur differiren, so lässt sich entweder annehmen, dass der damalige Sommer überhaupt nicht so heiss war wie der unsrige, oder dass die Localität, in welcher sein Instrument beobachtet wurde, der strahlenden Wärme von den umgebenden durchhitzten Gebäuden und Mauern nicht so ausgesetzt war wie das unsrige. Für die Beurtheilung des Einflusses der Hitze auf die menschliche Constitution war unser Instrument sicherlich von grösserer Entscheidung, denn da die meisten, ja beinah alle Bewohner der Stadt fortwährend in engen dunklen Räumen, in schmalen Strassen und kleinen Höfen u. s. w. stets dem Einfluss der Luftwärme sowohl, als dem der von den erhizten Gebäuden und dem Erdboden ausstrahlenden Hitze Tag und Nacht ausgesetzt bleiben, so giebt uns eine Beobachtungsreihe der aus diesen combinirten Einflüssen hervorgehenden Erscheinungen einen richtigeren Anhalt.

Vergleichen wir ferner die Differenzen der einzelnen Monats-Temperaturen, so zeigt sich, dass die Wärme stetig und allmählig vom Mai bis Juli zunimmt, dann aber unverhältnissmässig rasch abnimmt, von August bis September sogar um 11°,54, dass der October schon sehr rauh und kalt wird und vom wärmsten Monat sich schon um 23°,36 unterscheidet. Ganz anders ist die Temperatur des Sommers draussen auf der Rhede von Taku, 2—2½ geogr. Meile vom Lande, wie Tafel ergiebt. Hier war der August der heisseste Monat, aber doch noch um 6°,76 kühler als der Juli in Tientsin. Ferner bleibt nach dem August die Temperatur des Golfes eine höhere und wächst sogar die Localdifferenz der Monats-Temperatur im Golf von + 4°,69 im September auf + 7°,36 im October gegen Tientsin. Da aber wahrscheinlich die zweite Hälfte des October auf der Rhede eine auch kühlere sein wird, so wird sich diese letztere Differenz durch weitere Beobachtungen wahrscheinlich etwas mindern.

Aus der Vergleichung der von Dove*) für die Breiten von

---

*) D. Verbreitung der Wärme auf der Oberfläche der Erde. Berlin, 1852.

0°—90° aufgestellten Monats-Temperatur-Tafel, in welcher für den 40. Breitengrad und die Monate Mai—October folgende Zahlen angegeben sind:

Mai 16°,7, Juni 20°,0, Juli 22°,4,
August 22°,5, September 18°,7, October 15°,48

ergiebt sich ferner zur Genüge, dass Tientsin's Sommer-Monate eine eclatante Ausnahme von der Regel machten und selbst die Monats-Mittel des 10. Breitengrades und der Linie bedeutend überragen.

Nach den bei den Chinesen eingezogenen Erkundigungen war die Temperatur dieses Sommers aber auch eine ganz unerhört hohe. Als am 1. Juli hier der grosse Komet zum ersten Male sichtbar wurde, wussten sie allerdings sofort die Schuld auf diesen zu schieben und prophezeiten eine noch viel grössere Zunahme der Hitze, was denn freilich auch in Erfüllung ging. Die Folge dieser klimatischen Abnormität war eine ungeheure Zunahme der Erkrankungs- und Todesfälle. Es trat hier eine neue Erscheinung auf, die ich theils selbst beobachtete, theils von sehr zuverlässiger Seite mitgetheilt erhielt, für die selbst die erfahrensten und seit langen Jahren in Bengalen und Ost-Indien thätig gewesenen ältesten englischen Armeeärzte keine Erklärung zu geben vermochten und die sie, um der Geburt einen Namen zu geben, mit heat-stroke (Hitzschlag), nicht etwa sun-stroke (Sonnenstich) bezeichneten. Sowohl nämlich in den Quartieren der Soldaten, wie in den Lazareth-Gebäuden kam es schon um die Mitte Juli, wo die Hospitäler mit Remittensfieber-Patienten überfüllt waren, vor, dass Gesunde, wie Reconvalescenten, die unter schattigen Veranden oder auf den mit Mattendächern überdeckten Höfen auf Stühlen oder Bänken sorg- und harmlos gesessen hatten, plötzlich, wenn sie aufstanden und ein paar Schritte über den Hof machten, wie vom Blitz gerührt todt umfielen und durch keine Bemühungen zu retten waren. Die Sectionen sollen keinen befriedigenden Aufschluss über die Todesursache gegeben haben. Grosse Trockenheit des Lungengewebes, so wie der Hirnhäute und fast vollständige Leerheit der Blase soll bei mehreren Fällen auffällig gewesen sein. Vielleicht ist dies einer übergrossen Verdunstung des Blutserum durch die Hautsecretionen und dadurch bedingter mangelnder Durchfeuchtung der respiratorischen Fläche und der Nieren, und Retention der festen Harnbestandtheile im Körper zuzuschreiben.

Die Sterblichkeit unter den an Remittens erkrankten Europäern war um diese Zeit eine ganz enorme und von der ganzen, ungefähr 2000 Mann starken englischen Garnison konnte man täglich 5—6—7 Leichen beerdigen sehen. An den Leichen war es auffällig, dass sie noch 18—24 Stunden nach dem Tode eine sehr hohe Temperatur, höher als die der Luft, behielten.

Unter diesen traurigen Umständen gab der Unterschied der Temperatur, welcher an der Peiho-Mündung in den Taku-Forts sich gegen Tientsin vortheithaft hervorhob, ein willkommenes Hülfsmittel an die Hand, um Schwerkranken und Reconvalescenten zur Genesung zu verhelfen. Man transportirte auf Dampfern die betreffenden Individuen also nach den Taku-Forts und brachte sie hier auf den höher gelegenen Befestigungswerken unter, wo sie den Sumpfeffluvien ziemlich entrückt und der Seebrise ausgesetzt waren.

Um für die Beurtheilung des Tientsiner Klimates noch einen ferneren Anhaltspunkt zu gewinnen, füge ich gleich hier noch eine Temperatur-Uebersicht von Peking bei, woraus hervorgeht dass der Sommer dort weniger lästig und gefährlich sein muss, August, September und October sind sogar hier kühler als auf der Rhede von Taku.

Mittlere Monats-Temperatur von Peking in Vergleich mit der von Tschifuh, Tientsin und der Rhede von Taku.

	Peking.	Tientsin.	Taku-Rhede.	Tschifuh.
Januar.	— 3°,7 C.	„	„	„
Februar.	— 3°,0	„	„	„
März.	+ 5°,25	„	„	„
April.	13°,8	„	„	„
Mai.	22°,0	28°,72 C.	17°,35 C.	17°,47
Juni.	27°,0	31°,12	21°,65	23°,25
Juli.	27°,5	34°,33	27°,17	28°,00
August.	27°,1	29°,72	27°,57	27°,00
September.	20°,6	18°,18	22°,87	23°,75
October.	13°,0	10°,97	18°,33	19°,50
November.	3°,8	„	„	10°,50
December.	— 2°,2	„	„	„

Jahresmittel: 19°,59

Käme es also darauf an, etwa für eine Armee oder für Reconvalescenten einen passenden Aufenthaltsort hier zu bestimmen, so würde für Mai Peking, für Juni und Juli die Taku-Forts oder die Rhede, für August wieder Peking, für September und October nochmals die Rhede und die Forts vorzuziehen sein. Peking verdankt sein mässigeres Klima seiner höheren Lage, die etwa 300 Fuss über dem Meeresspiegel sein wird, dann auch der Nähe der Hügel und Berge, auf welchen die kaiserlichen Lust- und Sommerpaläste sehr wohlbedacht angelegt sind und welche der Stadt-Atmosphäre stets neue kühlere Luftströme zuführen.

Der Winter in Tientsin wird nach der allgemeinen Erfahrung, dass heissere Sommer auch kältere Winter nach sich ziehen, wohl auch kälter als der von Peking sein, wenn dieses auch um 44′ nördlicher liegt. Um sich vor der Kälte zu schützen, haben die Chinesen nur eine sehr unvollkommene Einrichtung in ihren Gebäuden und Wohnungen. Die letzteren bestehen nämlich bei der mittleren und unteren Klasse aus einem Complex von isolirten, einstöckigen, aus Ziegel gebauten Häusern, die auf der Längsfront nach dem von ihnen umschlossenen Hofraume hin die Thüren und Fenster haben. Jedes dieser 3—4 Häuser enthält 3 Zimmer, derartig, dass in das mittlere die Thür von aussen führt und dass die beiden anderen mit diesem mittleren durch Thüren communiciren. Das mittlere ist im Sommer der gewöhnliche Aufenthalt der Bewohner, die seitlichen sind Schlafzimmer, erleuchtet durch mit Papier oder mit Muschelschalen beklebte Fenster. Die Betten sind nun aus Ziegel aufgemauerte, oben überkalkte und mit Matten bedeckte hohle Pritschen, gewöhnlich eins in jedem Zimmer, dicht unter dem Fenster entlang gebaut. Dieses Bauwerk communicirt durch eine Oeffnung in der Wand dicht über dem Fussboden mit dem mittleren Raume und wird, sobald die Temperatur es erlaubt, durch dieses Loch Tag und Nacht geheizt, stellt also eigentlich nur einen horizontalen Ofen vor, der zugleich eben als Bett dient. Dass diese Einrichtung und besonders die enge Nachbarschaft des so gut wie offenen Fensters auf die Gesundheit von besonders günstigen Folgen sein könnte, wird wohl Niemand behaupten. Aber es ist nun einmal hergebrachte Sitte und an der bleibt der Chinese mit Zähigkeit hängen, ebenso wie an der Trennung aller Wohnzimmer in seinem Hause in einzelne isolirte Gebäude, die höchstens durch Veranden und offene Gallerien so weit vorbunden sind, dass man bei schmutzigem Wetter gerade trocknen Fusses von einem Hause in's andere kommen kann, sich aber dem Regen wie dem Zugwinde frei aussetzen muss. Alle diese Uebelstände, die den Europäer bei seiner ersten Ansiedlung in chinesischen Städten übel belästigt und ihm sogar sicherlich auch geschadet haben, sucht der Chinese durch möglichste Accommodation der Kleidung zu compensiren. Im Sommer besteht sie aus den dünnsten, leichtesten und hellfarbigsten Stoffen, theils Baumwolle, theils Seide oder Grasleinen; alle Stücke, Beinkleider wie Jacke oder der lange Rock, sind weit und faltig, nirgends drückend oder eng anschliessend. Nimmt die Hitze zu, so bleibt man bei einfacher Bedeckung, wirft im Hause sogar noch die Jacke ab; nimmt sie wieder ab, so zieht man 2 Jacken, 3, auch mehr an, bindet eine Art hoher Gamaschen über die faltige Hose u. s. w. Ein Hauptkühlungsmittel ist der Fächer und das Eis, die Kühlung mit dem Fächer hat wirklich etwas Methodisches an sich, wenn man die Leute beobachtet, wie sie mit diesem Instrument umgehen. Es ruht fast nie unthätig; bald das Gesicht, bald die Brust und die Arme, dann Unterleib und Schenkel, endlich auch der Rücken, werden von ihm gefächelt und gekühlt. Der Europäer in seiner engen zugeknöpften Tracht kann sich nicht ein Viertel der Kühlung zuwenden, die der Chinese, ohne zu ermüden und ohne grosse Anstrengung, dem ganzen Körper zukommen lässt. Das Eis ferner ist ein hier sehr allgemeines Bedürfniss und genügt diesem auch durch seine ungeheuren Mengen, seine vorzügliche Reinheit und, was besonders angenehm ist, durch seine Billigkeit. Jedes Getränk wird im Sommer hier mit Eis genossen, es sei nun selbst warm oder kalt. So ist besonders kochend heisser Theeaufguss, durch Eisstücke zur plötzlichen Abkühlung gebracht, ein höchst erfrischendes Getränk, besonders weil durch die plötzliche Abkühlung sein feines Arom nicht verloren geht. Die Chinesen selbst geniessen meist Eislimonaden und süsse Eisgelatinen, die auf den Strassen von zahllosen ambulanten Zuckerkünstlern feil geboten werden.

Sobald die Wärme abnimmt, nimmt der Körperumfang der Chinesen in erstaunlichem Maasse zu; sie ziehen Kleid über Kleid, legen Tuchjacken, wattirte Beinkleider und gefütterte Röcke an, und wenn endlich, der alten Sitte gemäss, der Kaiser seinen Unterthanen erlaubt, die Wintermütze aufzusetzen, so legen sie gleichzeitig auch die Pelze an, deren sie oft 3—4 über einander ziehen und meist nie wieder ausziehen, als bis die Frühjahrswärme es erlaubt. Wie es dabei mit der Hautcultur aussieht, kann man sich lebhaft vorstellen. Es gehört wirklich für den Fremden zu den gefährlichsten Experimenten, im Winter sich längere Zeit in näherer Gesellschaft mit diesen Leuten zu befinden und schon Mancher hat von Parasiten und Exanthemen, die er sich auf diese Weise zugezogen hat, erzählen können. Besonders die gewöhnlichere Menschenklasse ist in Bezug auf Reinigung der Haut durch Seife und Wasser in dem Wahne, dass dies sich nur auf das Gesicht, vielleicht auch den Hals erstrecken dürfe, weil man sonst sich leicht erkälten könnte! Ob an dieser Abneigung gegen das Wasser dessen Beschaffenheit in Tientsin nicht auch eine grosse Schuld tragen muss, ist vielleicht noch fraglich. Der Peiho ist die einzige Wasserquelle hier und allerdings nicht die allersauberste und gesundeste. Das Wasser ist zwar ein sehr bequemer Sündenbock zur Erklärung der verschiedenartigsten Leiden, die den Europäer in fremden Ländern befallen und Durchfälle, Dysenterie, klimatische Fieber, Ausschläge etc. werden ihm so gut zugeschrieben, wie bei andern Gelegenheiten den unschuldigen tropischen Früchten. Aber fast Niemand giebt sich die Mühe, genauer und rationell bei der Beurtheilung des Trinkwassers zu verfahren und genauer auf den Grund zu sehen. Es giebt fast keinen Ort im Osten hier, dem nicht von den angesiedelten Fremden nachgesagt würde, dass das Wasser daselbst höchst schädlich und unvermischt gar nicht zu geniessen sei; fragt man aber warum und wie, oder sucht man unbefangen die mechanische und chemische Zusammensetzung dieser Gewässer, so ist fast nichts nachzuweisen, was zu solchen Behauptungen Veranlassung geben könnte. Anders ist es aber mit dem Peiho-Wasser; dieses ist schon der Nase und dem Auge verdächtig, und lässt durch den Geschmack auch vermuthen, was die chemische Untersuchung bestätigt. Das Wasser ist zur Fluthzeit trübe, gelb, nach fauligen animalischen Substanzen schmeckend, enthält, wie die Prüfung mit Silbersalpeter nachweist, eine bedeutende Menge Kochsalz und eine Menge mikroskopischer, theils todter, theils lebender Organismen, namentlich Colpoden, Euglonen und Larvenformen von allerhand Schnaken und Mücken; auch viele farblose schleimige Algenfäden. Da sämmtliche Cloaken und Rinnsteine in den Fluss münden, so ist eine Beimengung von Koth- und Schmutzmassen nicht verwunderlich. Zur Ebbezeit ist das Wasser etwas klarer, weniger brakisch und stinkend, aber doch unpräparirt ganz ungeniessbar. Die Chinesen trinken daher das Wasser, welches von zahllosen Wasserkarren durch die Stadt verfahren wird, auch nie anders als in Theeaufguss, von dem stets in jedem noch so armen Hause ein Kessel voll am Feuer steht und von dem jedem Besucher sofort ein Schälchen voll angeboten wird.

Diese Maassregel ist sicherlich von grossem Einfluss auf das Wohlbefinden der Eingeborenen, sagt aber den Fremden doch nicht zu und diese greifen daher zu Alaun und Filtersteinen und klären ihr Wasser mit diesen Mitteln, während sie es mit Eisstücken abkühlen. Ein gewisser fauliger Geschmack bleibt dem Wasser aber dennoch so eigen, dass selbst Zusatz von Rothwein, Cognac oder Genevre ihn nicht verdeckt. Als ein ganz vorzügliches Mittel, das Wasser zu reinigen, erwiesen sich bei uns die von der bekannten Berliner-Fabrik den Officieren etc. Sr. Maj. Schiff Elbe mitgegebenen Kohlenfilterbälle mit Gummischläuchen, deren 3 Stück in einer halben Stunde beinah 4 Quart Wasser ganz klar, geschmack- und geruchlos überfiltrirten oder mittelst Saugers augenblicklich genug zur Stillung des Durstes lieferten.

Was Nahrung und Berufsthätigkeiten der Eingeborenen betrifft, so ist mir nichts aufgefallen, was von den durch Davis, William's, Gützlaff's, Meadow's u. s. w. Werken hinlänglich bekannten Sitten und Gebräuchen der Chinesen besonders abwiche. Zu erwähnen wäre höchstens, dass, wie im Norden China's überhaupt, die Hauptnährstoffe aus dem Pflanzenreiche nicht Reis und Zuckerrohr, sondern Hirse, Weizenmehl und Bohnen sind. Von den Berufsthätigkeiten ist gegen die südlicheren Städte eine grosse Blüthe des Kürschnerhandwerkes und des Pelzhandels erwähnenswerth.

Unsitten und Laster fallen zuerst wenig dem Fremden auf; erst bei näherem Eingehen in das Privatleben der Leute bemerkt man hie und da heimliche wie offenbare Opiumraucher. Auch sollten wir als treue Berichterstatter nicht zu erwähnen vergessen, dass geschlechtliche Ausschweifungen, namentlich im griechischen Stil, hier gewerbsmässig betrieben werden und den Eingeborenen kein Erröthen verursachen.

Mehr Einsicht in die pathologischen Verhältnisse Tientsin's verdanken wir den Berichten der DDr. Gordon, Dep. Insp. of Hospitals und Lamprey, surgeon 67. Reg., welche über das Chinese Hospital, established and supported by the British Army of Occupation 1861, Shanghai, erschienen sind. Das Hospital wurde mit Beistimmung des Brigade-General Staveley auf Dr. Gordon's Vorschlag gegründet und zunächst für 20 Patienten eingerichtet, 10 Männer, 10 Weiber. Dr. Lamprey und Assistenz-Arzt Mofitt übernahmen die Behandlung und ein Directorial-Comité die Verwaltung. Beiträge flossen von der Flotte des Admiral Sir James Hope, von den Regimentern, von den Strafgeldern der Polizeikasse und Privatpersonen bald so hinreichend zusammen, dass man am 11. Januar 1861 an die von den Royal Engineers übernommene innere Einrichtung gehen und am 23. ej. das Haus eröffnen konnte. Placate in chinesischer Sprache luden die Hülfsbedürftigen ein und schon in den 11 letzten Tagen des Januar waren 81 Personen auf den Listen. Anfänglich waren meist verhungerte und fast vor Kälte und Elend dem Tode nahe alte Weiber und Männer die Hülfesuchenden, im Februar hob sich der Besuch ambulanter Kranken bis auf 70—80 täglich, so dass wegen Mangels an Zeit und Arbeitskräften schliesslich nicht mehr Buch geführt werden konnte. Stundenlang vor der Visitenzeit waren die engen Strassen zum Hospital vollgepfropft von Hülfesuchenden. Aufgenommen wurden im Januar und Februar 29, 15 entlassen, 14 verblieben. Es war nicht möglich, die Aufgenommenen zu verhindern, dass sie alle Betten in einen Winkel des Saales zusammentrugen und dort alle zusammen hineinkrochen, ohne Untersichied der Leiden, um sich besser warm zu halten.

Die zahlreichsten Leiden waren Augenkrankheiten, besonders purulente Ophthalmien, denen enges Zusammenleben in schmutzigen, überfüllten Wohnräumen und scrophulöse Constitution als Grundursachen zugeschrieben werden müssen, Cataracte waren sehr häufig, noch häufiger aber Entropium, was man der unvernünftigen Art, wie die Chinesen ihre Augen vom Barbier, der ihnen den Kopf glatt rasirt, behandeln lassen, zuschreiben muss. Der Haarkünstler reinigt nämlich nicht nur den Kopf von Haar und Schmutz, sondern er kehrt auch die Augenlider um, schabt sie mit einem stumpfen Messer förmlich ab, kehrt die Conjunctivalsäcke mit einer Bürste aus, und wenn das Auge gehörig besorgt worden ist, reinigt er auch noch die Ohren und rasirt sogar den Meatus audit. extern. aller seiner Härchen. Jedes entzündete Auge ist natürlich Folge von mangelhafter Reinigung und wird auf die barbarischste Weise von dem Barbiere besser gereinigt, und schliesslich bedingt denn dieses fortdauernde Abschaben der Lid-Epithel ein Schrumpfen der darunterliegenden Schleimhaut und Inversion der Lider. Die Operation musste natürlich mit einer eindringlichen Warnung vor der Ursache verbunden werden.

Man hat häufig die Frage aufgestellt, weshalb die Chinesen so häufig an Augenkrankheiten leiden. Man kann darauf antworten, dass die Zahl der Erkrankungen gar keine so bedeutend grössere ist als bei andern Nationen, dass aber die Zahl der Heilungen eine sehr geringe ist bei Behandlung der chinesischen Aerzte und dass daher die zahllosen Fälle, die unter die Behandlung fremder Aerzte kommen, fast alle alte und verschleppte Fälle sind.

Fälle von Paralysen verschiedener Art waren gewöhnliche Vorkommnisse bei jungen und alten Applicanten. Auch Lungenleiden, besonders Asthma, chronische Bronchitis, Hämoptysis und Tuberculose herrschten vielfältig. Von scrophulösen Leiden waren Halsdrüsenvereiterung, Hüftgelenkscaries und Rückgratscaries bemerkenswerth. Einige Personen litten an veralteten rheumatischen Leiden. Hautkrankheiten sind nächst den Augenleiden die am häufigsten zur Ansicht kommenden Erscheinungen, aber bieten mit Ausnahme einer, den Engländern wie es scheint unbekannten Form von Lupus, nichts Neues dar. Der Beschreibung nach ist es Lupus serpiginosus; es erscheint bei scrophulösen Subjecten und verläuft in einer Zickzack-Linie auf den befallenen Theilen als eine fressende Form von Geschwür, welches die Haut, aber nicht die darunter liegenden Theile, zerstört. In seinem Fortschreiten werden die benachbarten Theile durch Contraction verzerrt und wenn das Geschwür den Hals oder das Gesicht befällt, so wird der Gesichtsausdruck des Leidenden ein wahrhaft entsetzlicher. Die Zerstörung der Haut geht von separaten Centren aus nach der infiltrirten Peripherie zu und während die Verschwärung so um sich greift, heilen die Centren durch Narbenbildung, die nach der Peripherie fortschreitet. Diese Narben sind es, welche die enormen Distorsionen und Verzerrungen verursachen. In einem der Rapporte wird erwähnt, dass die Behandlung nicht ohne deutlichen Erfolg blieb; worin sie aber bestand, wird nicht verrathen.

Von Verwundeten aus dem Kriege her wurden noch 4 Tartaren behandelt. Darunter war einer, dem bei Taku ein Geschoss in die rechte Augenhöhle drang, den Bulbus zerstörte, durch die äussere Wand drang und in der Schläfen-Aponeurose stecken blieb. Durch Incision entfernt, erwies es sich als der kupferne Kopf eines Bombenzünders, 2 Unzen schwer. Einem andern war eine Kugel durch das Schulterblatt in die Lunge geschossen, so dass er Wochen lang durch den Schusscanal athmete. Ganz heruntergekommen durch Mangel und Eiterverlust, heilte doch seine Wunde im Hospital sehr schnell und er konnte ohne Beschwerden entlassen werden.

Im März war der Zulauf noch grösser, sogar aus Peking und weiter kamen Patienten, die von dem Rufe der europäischen Heilkunst gehört hatten. Auch Frauenkrankheiten kamen zur Behandlung, soweit war das Misstrauen gegen die Fremden geschwunden.

Taubstumme Kinder, angeborner Idiotismus und acquirirter Wahnsinn, sowie alte unheilbare Fälle von Paralysen, Kyphosen, Knochenleiden, Anchylosen, Verrenkungen und schief geheilte Fracturen kamen zur Vorstellung. Vierundvierzig Entropien wurden operirt, 15 Cataracte durch Extraction entfernt, 13 mit Glück, 2 noch zweifelhaft. Darunter waren 2 Fälle, wo seit 15 und mehr Jahren totale Blindheit bestanden hatte und die Sehkraft sich soweit herstellte, dass Gegenstände und Farben gesehen werden konnten. Pannus Corneae wurde mit grossem Erfolge mittelst einer, wie es scheint noch neuen, Methode von Dr. Lamprey zuerst behandelt. Sie besteht darin, dass vermittelst einer sehr feinen Elfenbein- oder Metallspitze concentrirte reine Salpetersäure auf die Opacitäten applicirt wird und mittelst sofortiger Application eines kalten Wasserstromes aus einer Spritze die etwa weitere Einwirkung der Säure verhindert wird. Die Erfolge dieser Behandlung waren äusserst zufriedenstellend und Versuche, das Pterygium ebenso zu behandeln, ergaben gleichfalls sehr günstige Resultate.

Von grösseren Operationen werden Exstirpation mehrerer Tumoren, Resection eines Ellbogengelenkes u. a. erwähnt. Chloroform war den Chinesen etwas ganz Zauberhaftes; sie vertragen es sehr gut, müssen aber grössere Gaben erhalten als Engländer (!), um gefühllos zu werden und gerathen niemals vorher in das Aufregungsstadium. Als ein sehr häufiges Vorkommen wird ferner Fistula in Ano erwähnt; (vielleicht ist oben erwähntes Laster die Ursache?)

Das weibliche Geschlecht, durch alte Sitte und die Verstümmelung der Füsse von freier und wohlthätiger Bewegung in frischer Luft abgehalten und an die dumpfe und schmutzige Stube gefesselt, leidet meist an Scrophulose und Phthisis.

Im April wurden 14 Cataracte operirt und zwar diesmal durch Depression, während man im vorigen Monat nur Extractionen (15) gemacht hatte. Die Depression scheint auch hier weniger günstige Resultate geliefert zu haben. Cornea opaca und Pterygium kam in diesem Monat noch viel häufiger zum Vorschein und wurde mit Glück durch die neue Methode geheilt. Zum ersten Male kamen nun auch verschiedene exulcerirte Carcinome zur Behandlung, alle aber soweit vorgeschritten, dass nicht einmal mehr etwas Linderung möglich war. Harnsteine sind hier im Norden selten; nur ein einziger Fall, bei einem 10jährigen Knaben, wurde beobachtet.

Von acuten Leiden kamen erst später im Jahre, von Juni ab, Fälle zur Behandlung; die grösste Zahl derselben waren Lichen intertropicus oder wenigstens eine Form desselben, die auch Europäer befiel und sogar hier und da pustulöse Eruptionen nach sich zog, die den Varicellen nicht unähnlich waren. Scharlach und Febris ardens continua, diese verkleidete Form des Malaria-Processes, wurden mit zunehmender Hitze gleichfalls häufig. Intermittirende Fieber waren noch nicht zur Beobachtung gekommen. Später im Jahr aber sah ich selbst unter der Suite unseres Gesandten fieberhafte Affectionen ausbrechen, die theils remittirend, theils intermittirend auftraten und als genuine Malaria-Leiden der specifischen Behandlung wichen. Mehrere andere Fälle, die mir zur Beobachtung kamen, entwickelten sich zu einer gefährlichen Dysenteria tropica, die alle Zeichen ihres malariösen Ursprunges mit sich führte und ebenfalls am schnellsten durch grosse Gaben Chinin mit Calomel an weiterer Ausdehnung verhindert wurde.

Von rheumatischen Leiden sind Affectionen des Hüft- und Kniegelenkes bei der arbeitenden Klasse häufig und dieses sogar eigenthümlich. Von Geschwülsten kamen Steatem und Fibro-Enchondrom zur Beobachtung. Auffällig sind die vielen Fälle von Labium leporinum; man kann keinen Spaziergang durch die Strassen machen, ohne fast allen Arten dieses Fehlers zu begegnen.

Etwa 205 Seemeilen von der Peiho-Mündung liegt Tschifuh, der dritte neue Handelsplatz am Golf, an Stelle des im Tractat angeführten Tingtschaufuh, welches schlechten Hafen und Rhede hat, zum Emporium erwählt. Tschifuh liegt auf der Nordseite des Shantung-Vorgebirges, fast grade südlich von Talienwhan, in 121° 27′ OL. und 37° 14′ NB. Die Stadt, etwa 6—8000 Einwohner enthaltend, von denen ein grosser Theil nur temporär während des Sommers des Handels wegen hier lebt, liegt bogenförmig um den Grund einer etwa 6—8 Seemeilen tiefen Bucht, die gegen Norden und Westen durch ein hohes Vorgebirge und eine dieses mit dem Festlande verbindende flache Landzunge gegen Stürme aus dieser Richtung geschützt ist. Gegen Nordost ist die Bucht ganz offen; nur eine 5—6 Meilen davon entfernt liegende Inselkette, auf welcher wir während unseres Aufenthaltes unseren Mannschaften Hütten bauen liessen, schützt von hier aus die Rhede ein wenig. Nach Süden zu steigt das Land allmählig zu einem sehr zerrissenen und durch Giessbäche ausgegrabenen Abhang an, dem sich dann eine 2—2500 Fuss hohe Felsenkette wie in Form einer mächtigen Mauer von Ost nach West ziehend anschliesst. Der Boden der Stadt selbst und ihrer Umgebung ist alluvial; fruchtbare ausgeschwemmte Thonerde, aus dem zersetzten Feldspath der Granitberge gebildet. liegt über dem felsigen Untergrund in verschiedener Dicke. An einigen Stellen östlich der Stadt erreicht sie kaum einige Zoll Stärke und hier ist wenig Vegetation und kümmerlich bestellter Acker. Südlich und westlich von der Stadt liegen fruchtbare Ackerstücke mit guter Berieselung, die im Jahre 2—3 Ernten geben. Hier ist die fruchtbare Schicht einige Fuss dick, liegt aber an manchen Stellen unter Seesand verschüttet. Dieser fängt überhaupt gleich nordwestlich hinter der Stadt an und ist eine Fortsetzung der sandigen Landzunge, die westlich die Bucht abschliesst.

Auf dieser liegt eine breite Dünenstrecke zu jeder Seite des mittleren fruchtbaren Wiesen- und Moorgrundes, der schon Anfang Mai auszutrocknen anfängt und zur Zeit, wo die Jahreszeit hier ihren tropischen Charakter so gut wie in Tientsin annimmt, so vollständig ausgetrocknet ist, dass von diesem Moor-Grund keine schädlichen Exhalationen sich ausbreiten. Ausserdem ist hier reichlicher Pflanzenwuchs in der Nähe, stets frische Brise, entweder von der See oder von den Bergen herunter und, wenn man einige Plätze der Stadt ausnimmt, ist die Luft eine reine und gesunde zu nennen.

Nach Aussage der Eingeborenen sind Januar und Februar sehr kalte Monate mit vielem Schnee; April meist sehr nass, Mai schön und angenehm. Die Sommermonate sind nach den Erfahrungen, die ein mehrmaliger Monate langer Aufenthalt uns gelehrt hat, nicht so überwältigend heiss wie in Tientsin. Die Nächte sind immer erfrischend und Gelegenheit zu Bädern ist so bequem, dass hierdurch schon die Hitze paralysirt werden kann. Ueber die Temperatur, Windrichtung und Luftdruck siehe die Tabelle.

	Thermometer.							Barometer.			
Monat.!!	Mittlere Wärme.	Maximum.	Dat.	Minimum.	Dat.	Luftströmung. 3 Beob. p. d.	Niederschlag. und Datum	Maximum.	Minimum.	steigt. bei	fällt. bei
Mai. 1861	— 17°,47 C.	—	—	—	—						
Juni. 1861	23°,25 21°,8	28°,8	bei SSW	20°,0	7. bei NNO.	S.—SW. vorherrsch.abwech. mit stiller und dann NO. u. N	6 Regentage, 2 Gewitter, 2 Nebel bei OW.am21.u.25.	30'',22 Engl. bei ONO am	29'',54 Engl. bei SSW. am	SO.—O.—NO.—NNW.	Winden zwischen W. u. SW.
Juli. 1861	28°,00 27°,32	35°,5	30. bei SSW	21°,2	2. bei NW.	SW. u. S. selten SO. weniger stiller, dann NO. und SO.	1 Regentag, 3 Gewitter, 1 × Nebel bei NO. und 25½.	30'',30 bei NO. am	29'',74 bei SW. am	bei NW—N.—ONO.	bei W—S.
August. 1861	27°,00 27°,8	32°,0	16. bei SSW	22°,0	30.u. 31bei NNO	Vorherrschend N—NW. häufig still, 1Sturm 30. SW.u.SO.f.nie.	2 × Regen, 1 Gewitter.	30'',40 bei NW. am	29'',76 bei SO. am	Wind zwischen O. und NO.	den wenigen südlichen Wind.
September. 1861	23°,75 23°,25	28°,75	6. bei OSO.	20°,0	21. bei NW.	Vorh. N.—NW. selt. still, wenig SO. u. SW. ein NW.-Sturm. 19.	3 × Regen, bei 30'',17 Bar.	30'',59 bei SSO.u. S. am 26.	29'',98 bei veränd. Wind am 6.	zwischen NO. und SSO.	zwischen NW. und SSW.
October. 1861 1.14.	19°,50 18°,25	24°,5	4. be S.	12°,75	23. bei NNW	Vorh. südl.u.SW dannN.2Stürme am 10. und 23. Kein SO.!!	5 × Regen.	30'',74 bei NNO am 6.	30'',10 bei SW. u. W. am 28.	bei NO., NNO. und N.	beiSW.,W., SSO., SO.
1. 17. November.	10°,5	15°,0	16. bei SSW	8°,0	10.u. 11 h. NW.	W. und NW. kein O. u. SO. Viel Wind.	2 × Regen.	30'',70 bei NNO. am 1.	30'',28 bei S. am 15.	bei NO., N. und NW.	bei WNW., W., WSW. SW.

Auszug aus den meteorologischen Beobachtungen im Hafen und auf der Rhede von Tschifuh, im Sommer 1859 von Mc. I. H. Hendry, vid. Journal of the North China Branch of R. A. S. Vol. II. 1860 Shanghai.

Die Häuser der Stadt, welche nicht von einer Mauer umgeben sind, sind meist einstöckig und in der schon beschriebenen Art eingerichtet.

Ueberfüllung der bewohnbaren Räume, Schmutz der Höfe, Strassen und Marktplätze, Verunreinigung des Luftkreises durch schlechtes Feuerungs-Material (meist Thiermist mit Kohlengrus, Lehm und Getreidestengeln zu Kuchen geformt), Düngung der dicht an der Stadt liegenden Gemüsegarten etc. mit flüssiger Jauche sind die Schattenseiten dieses sonst gesunden und als Sanatorium anempfehlenswerthen Platzes. Das Trinkwasser, welches die in den Niederlassungen der Fremden (und besonders in der französischen Occupations-Enceinte) angelegten Brunnen liefern, ist gut und nur bei Springfluthen etwas brakisch; schon nach 24 Stunden aber ist dies wieder verschwunden. Ausserdem liefern mehrere kleine Bergbäche im Osten der Stadt für die Schifffahrt gutes Trinkwasser. Der Europäer vermisst unter den Landesproducten, die zur Nahrung dienen, wenig von dem, was er daheim gehabt hat: Rinder (nicht Büffel oder Inbus!) Schaafe, Schweine, im Frühjahr und Herbst viel Federwild, Hasen etc. vertreten die animalischen Nährstoffe, während alle Arten von Kartoffeln, Jams, Bataten, Kohl- und Rübenarten, von Obstsorten Kirschen, Pflaumen, Apricosen, Pfirsiche, Birnen und ganz besonders vorzügliche Weintrauben, die vegetabilische Kost in Abwechselung halten. Gleich hinter der westlichen Bergkette beginnt ein ausgedehntes fruchtbares Niederungsland, welches fast ganz und gar Getreide und Obst baut und mit letzterem die Stadt ausreichend versieht. Von der Bevölkerung der Stadt lässt sich nicht viel Lobenswerthes sagen. Meist aus kleinen Handwerkern, Krämern etc. bestehend, die kaum so viel erwerben, um eine Familie ernähren zu können, und abhängig von dem Verdienst, den der aufblühende temporäre Sommerhandel und die Schifffahrt ihnen giebt, ist sie eher ein höchst lockeres und loses Gesindel zu nennen. Familienbande existirt nicht; kaum 10 verheirathete Paare mögen in der Stadt wohnen und diese auch nur als Herbergsväter und Mütter einer liederlichen Dirnenbande, die von den reicheren chinesischen Händlern und den Dschunken leben. Dieses liederliche Leben der Eingeborenen hat denn auch seine sichtbaren Folgen. Selten begegnet man einem gesund und frisch aussehenden Städter; wer einem durch Gestalt, Haltung, Bewegung und Hautfarbe imponirt, ist gewiss ein solider Landmann, der die Stadt besucht, um seine Producte zu verkaufen. Opium wird heimlich und viel geraucht in den elendesten und verworfensten Spelunken, fast immer in Gesellschaft von Mädchen; und geistige Getränke, eigene wie europäische, haben auch viele Liebhaber.

Von Krankheiten der Eingeborenen ist noch nicht viel zu melden. Augenleiden, scrophulöse Abscesse bei Kindern, Krankheiten der Kopfhaut, der schon oben erwähnte Lupus serpiginosus, 2 Fälle von Lepra anaesthetos und mutilans, sind die einzigen Fälle, die mir bei ihnen zur Behandlung vorlagen. Meine Zeit erlaubte mir leider nicht eine regelmässige Annahme von eingebornen Kranken zu gestatten; nur in den letzten Tagen meines Aufenthaltes, wo die Stadt von den Shantung-Rebellen bedroht wurde, konnte ich nicht umhin, mich der sehr schwer verwundeten Landleute anzunehmen, welchen einige der amerikanischen und französischen Missionäre in ihren Häusern geräumige Localitäten zur Aufnahme bereitet hatten, und ich hatte auch hier wieder Gelegenheit, die schon oft bewunderte Stärke des Chinesen im Ertragen von Schmerzen bestätigt zu sehen.

Die Fremden haben fast gar nicht von Krankheiten, die durch die Localitat erzeugt werden, zu leiden; nur die aus dem Süden heraufgekommenen Kinder unter 6—8 Jahr leiden im Sommer, so viel mich die Erfahrung lehrt, an schwer zu stillenden und oft tödtlichen Durchfällen, bei denen Erbrechen von Ascariden nicht zu den Seltenheiten gehört. Dysenteriker und Fieberkranke, sowohl von Tientsin wie aus dem Süden kommend, erholen sich hier bei gehöriger Aufmerksamkeit auf ihre Diät, unter Verhältnissen, die kein anderer Platz der Küste wieder darbietet, sehr schnell. Für Tuberculöse ist der Ort wegen des rauhen Winters nicht geeignet, wohl aber als Sommercurort wegen der verhältnissmässigen Leichtigkeit, eine Milch- und Traubencur zu unternehmen, zu empfehlen. Auch scheint Tschifuh sich einer Ausnahme von den im Golf wehenden Sandstürmen zu erfreuen. Wenigstens erreichten die am 3. und 13. Mai 1861 von unserem Geschwader erlebten Sandstürme nicht die Bai von Tschifuh.

Indem wir noch auf die Temperatur-Tafel des Golfs von Petschili, wie dieselbe sich während des Aufenthaltes unseres Geschwaders an verschiedenen Orten wie Taku-Rhede, Ninghai-Rhede (Ende der grossen Mauer), Insel Toki (Miau-Tau-Archipel), Tschifuh-Rhede und Kung-Tung-Inseln ergeben hat, zur Vergleichung verweisen, verlassen wir diese Gegenden und wenden uns nach Shanghai.

Meteorologie des Golfs von Petschili vom Mai bis October 1861
am Bord Sr. preuss. Maj. Schiff „Arcona".

Datum	Mai.				Juni.				Juli.			
	8^h	12^h	8^h	med.	8^h	12^h	8^h	med.	8^h	12^h	8^h	med.
1	14	15	14		17.5	21,5	21		26	29,5	24	
2	14	18	14		17	17,5	17		26,5	28,5	27,5	
3	14	16,5	14		19	26	25		25,5	25,5	25	
4	18	20,5	19		17	18	17		24,5	25,5	24,5	
5	18	20	19		17.5	17.5	17		24,5	30	25	
6	16	16	15		18	22,5	19		25	29	28,5	
7	17,5	16,5	14		19	24	18		29	30,5	30	
8	16,5	18,5	17		19,5	22,5	18		29	31	26,5	
9	18	19	14		19	29	22		25,5	28	24	
10	12	13,5	15		20	25	17		24	26	24	
11	12,5	16,5	22		19	23,5	19		27	29,5	28	
12	19	21,5	22,5		23	27,5	23		29	30	27,5	
13	19	20	15,5		21	30	29		28,5	30,5	27,5	
14	13,5	20,5	21,5		19,5	22,5	19.5		27,5	31	28,5	
15	16,5	19,5	20		20	26.5	21		28	30	29	
16	14,5	17,5	17		21	26	24		28	29,5	29	
17	17	19	20		22,5	27,5	23		27	29	25	
18	16,5	18,5	18		23	22	19,5		28,5	29	25	
19	11,5	18	22,5		18,5	19,5	17		27	28	27,5	
20	19,5	24	22		18	19	16,5		27	30	28	
21	15,5	17,5	16,5		18.5	20	19		28	29,5	27,5	
22	15,5	18,5	15		20	19,5	19		27	30	28	
23	15	17,5	18		20	23	20,5		24,5	30,5	28,5	
24	16	17,5	17		21	22	22		27	33	30	
25	15	19	20		20	27	24		28	31	20	
26	15	21	19		25	30	28		25	26	24	
27	15	17	17		25	28	27		24	27	23,5	
28	17	19	16		27	27	25		25	26	24	
29	18	20	19		25	28	24		24	26	24	
30	18	20	18		24,5	28	25		26,5	29	28	
31	17	19	18		"	"	"		28	28	27	
	16	18,5	17,9		20,5	23,9	21,1		26,6	28,9	26,6	
		17°,35				21°,65				27°,17		
				4°,30				5°,52				0°,40

Meteorologie des Golfs von Petschili von Mai bis October 1861
am Bord Sr. preuss. Maj. Schiff „Arcona“.

Datum.	August.				September.				October.			
	8h	12h	8h	med.	8h	12h	8h	med	8h	12h	8h	med.
1	26,5	30	20		23	26,5	28,5		21,5	23,5	19	
2	23	27	25		30	30	30		21	21	20	
3	21	28	25		27	32	29		20	22	20	
4	27	27,5	25		29	33	28		19	20	19,5	
5	27	31	27		30,5	27,5	27,5		18	19	18,5	
6	29	30,5	26,5		24	25,5	23		17	23,5	17,5	
7	29,5	30	28,5		22	21,5	21,5		18	17,5	18,5	17,72 19,90 17,56 — 18",335 C.
8	30	31	28		21	22	22		16	18,5	16,5	
9	29,5	30	28,5		23,5	25	21		14,5	19,5	17	
10	30	33	25		21	23	23		15	18	15	
11	26	29	27		23	25	21		15	16,5	15	
12	28	30	28,5		25	28	22					
13	30	32	30		21	24	21		15	16,5	17,5	
14	29	31	30,5		23	27	23		16	21,5	16	
15	29	31	29,5		22	21	22		17	22,0	17,5	
16	28,5	28	26		22	24	22		17,35	20,17	17,67	
17	29	29	25,5		23	24	22		18",215 C.			
18	25,5	25	26		23	26	22					
19	27,5	27,5	27,5		21	24	22					
20	29,5	29,5	26,5		25	25	21					
21	30,5	29	28		24	27	22					
22	25,5	27,5	27,5		23	27	22					
23	26	25	25		22	24	21					
24	25	25,5	27		18	19	17					
25	28	26	26		16	19	18					
26	29	30	28		17	22	18					
27	35	33,5	28,5		20	23	20					
28	29	29,5	29		19	19,5	18					
29	31	29	29		20	20	19					
30	23	23,5	25		21	23	20					
31	22	25	25		„	„	„					
	27,9	28,8	26,8		22,6	24,5	22,2					
	27",57				22",87							

0",40 — 4",70 — 4",54
4",66

Shanghái liegt am Wusung, einem Nebenfluss des grossen Jang-tze-Kiang, auf 31° 14′ NB. und 121° 28′ OL. wenig erhaben über dem Meeresspiegel. Der alte chinesische Gebietstheil besteht aus einer viereckig ummauerten Stadt mit rechtwinklig gekreuzten Hauptstrassen, 4 Thoren u. s. w. und liegt auf dem linken Ufer des Wusung. Der neue, von Fremden und ihren chinesischen Dependenten bewohnte Theil erstreckt sich als eine Fortsetzung der westlichen Vorstadt weiter nach Westen hinaus und zieht sich theils längs des nach Sutschau führenden Canals, theils über diesen hinweg als sogenanntes American Settlement am Ufer des Wusung hinunter. Die Stadt selbst hat etwas über 3 engl. Meilen Umfang und ungefähr 300,000 Einwohner, meist wohlhabende, vom Handel und Handwerk lebend. Gegen 2000 grössere Seedschunken liegen fast zu jeder Jahreszeit auf dem Strome und viele tausend kleinerer Fahrzeuge gewähren der ärmsten Klasse Wohnung und Unterhalt durch allerhand Dienste, Handtierungen und Gewerbe auf und neben dem Strome.

Der Boden, auf welchem Shanghai steht, ist von verhältnissmässig neuem Datum. Noch vor 2000 Jahren nämlich war der grösste Theil der Ebene östlich von dem grossen Tai-hu-See noch nicht der See abgewonnen. Beinah 20 grosse Städte sind seitdem auf dieser früheren Wasserfläche empor gewachsen und zahllose kleine. Das neue Land erstreckt sich beinah 50 Meilen seewärts (in Länge!) von der alten Küste des Oceans und die alten Mündungen des Jang-tze sind nun von einer gedrängten Volksmenge besetzt. Noch vor 3 Jahrhunderten ist als letzter grosser Zuwachs die Insel Tosungming mitten in der Mündung des Stromes entstanden und ist immer noch in schnellem Wachsthum begriffen. Alles Land 40 Meilen westlich von Shanghai ist höchst wahrscheinlich ganz neu. Nach Osten zu ist auch überall flaches Alluvial-Land, nur wenige Fuss über der See und gegen Ueberschwemmungen nur durch ein doppeltes Deichwerk geschützt. Dass dies Land der See abgewonnen ist, zeigt unter anderm das Factum, dass das Brunnen-Wasser in dieser ganzen Gegend stärker salzig ist, als man erwarten sollte; es fliesst über die alten oceanischen Deposita unter dem neuen Alluvium fort und absorbirt dabei das Salz.

Dagegen ist das Fluthwasser, welches in den Wusung tritt und noch mehr als 60 Meilen über Shanghai hinaufreicht, vollständig frisch und trinkbar. Die Seefluthen erreichten noch im 7. Jahrhundert p. C. diese Gegenden und zerstörten durch ihre Salzdeposita die Erträge der Felder; damals wurde erst das System der doppelten Deiche hier ins Werk gesetzt. Im Ganzen ist, wie Aegypten „ein Geschenk des Nil" (Herod.), so auch dies ganze Land eine Gabe des Jang-tze. Der mineralogische Charakter der Formation, auf welcher diese Ebene ruht, ist eine Frage von Wichtigkeit für die Fortexistenz dieses Landstriches; von ihm hängt die Beschaffenheit der unterirdischen Kräfte ab, deren Sitz unter dieser Formation liegt. Die Basis der nächsten Gebirge ist Granit; einige näher liegende Hügelreihen bestehen aus neuem rothem Sandstein und beim Tai-hu-See tritt Kalkstein zu Tage. So bleibt dies denn unentschieden.

Die Bewässerung dieser grossen Ebene geschieht nun in einem so ausgedehnten und regelmässigen Herkommen, dass die Einflüsse dieses Verfahrens auf die Bewohnerschaft eben so allgemein verbreitete und gewöhnliche sind, wie etwa bei tropischen Völkerschaften die Hitze, die Regenzeit, der Wechsel der Luftströmungen der Monsune oder bei arktischen Racen die Kälte, die langen Nächte und langen Tage. Hier ist die ganze Bevölkerung eine an Hydrämie und mangelnder Muskel-Ernährung leidende. Rothe Wangen, frische Lippen, muntere Augen, kräftige elastische Gestalten sieht man hier nie. Fahlgelbe Gesichter, mit schlaffer atonischer Haut, blasse, trockene Schleimhäute, schläfrige, erschöpfte, glanzlose Augen, schlaffe, hängende Haltung, mangelhaft entwickelter Brustkorb, baumelnde Arme mit welker Haut über strickartigen Muskeln ohne Tonus, charakterisiren die Constitution dieser Bevölkerung. Gutes Leben und gesündere Wohnungen rufen Fettsucht und ein aufgeschwemmtes Wesen bei diesen Individuen hervor; sie nehmen an Umfang zu, aber nicht im Verhältniss an Gewicht; ihre Wangen röthen sich dann auch wohl; aber man sieht dabei jedes venöse Gefässästchen strotzen, getragen von einem subcutanen Fettpolster, welches die Blutcirculation durch seine comprimirende Wucht auf die Vene verlangsamt. Eine Ausnahme scheinen die Kinder zu machen, aber auch nur so lange sie noch der Aufsicht bedürfen; über 8—10 Jahr hinaus wird man selten noch blühende Gesichter sehen; der Hauch der Graben- und Canal-Atmosphäre hat sie schon gefälbt. Die Grenze dieser Einflüsse liegt so weit von dieser Gegend entfernt, dass man erst nach einer guten Tagereise die ersten Hügel, welche eine gesündere Gegend prophezeihen, erblickt, und dorthin liegt denn auch das reiche, schöne, amüsante, gesunde Elysium von China, berühmt durch seinen schönen Menschenschlag, seine Freuden und seine Vergnügungen, der Sitz der reichen Rentiers, der pensionirten alten Officiere und Beamten, der Sammelplatz der feinen Welt — kurz das Paris von China, Sutschau, als dessen Hafenplatz Shanghai gelten kann.

Die kosmischen Phänomene Shanghai's sind seit der Eröffnung des Platzes ziemlich vollständig aufgezeichnet worden und werden in Tafeln, die eine Reihe von mehreren Jahren umfassen, alljährlich im Shanghai-Almanach veröffentlicht. Folgende Data sind das Resultat einer mit dem Jahre 1848 beginnenden und bis 1860 fortgesetzten Beobachtungsreihe der Temperatur und des wässrigen Niederschlages (dieses nur während der Jahre 1851—57).

	Mittlere Temperatur.	Regentage.	MittlereRegenmenge.	Wind.	Bemerkungen.
Januar.	+ 3°,5 C.	6,14	$2\frac{7}{8}$" engl.	NW. u. SO. Abw. sdl. Brise.	Meist schön. Gelegentliche Schauer, Stillen mit dichtem Nebel, seltener Schnee und klares Frostwetter. Nie unter —8°,5.
Februar.	+ 5°,25	10,14	$3\frac{1}{8}$"	wieJanuar, aber NW. stärker.	Zweite $\frac{1}{2}$ des Januar und erste dieses Monats die kälteste Zeit, nie unter — 9°,5. Viel Schnee.
März.	+ 8°,0	10,71	$4\frac{1}{4}$"	Variabel, oftSO. NW.-Stürme.	Feuchtes nasskaltes Wetter. Selten Frost, nie unter 3°,5.
April.	14°	13,14	$5\frac{1}{4}$"	Meist südlich.	Nächst Juni und August der nasseste Monat, den Tagen nach. Feuchtwarme Atmosphäre.
Mai.	19°	11,71	$4\frac{3}{4}$"	MeistSO.-OSO. u. variabel.	Regen fällt mehr in schweren Schauern.
Juni.	23°,5	10,14	6"	desgl.	In 13 Jahren die Max.-Temperatur nie höher als 37° bei Tage. Nächte kühl, nie unter 13°,5.
Juli.	28°,0	6,71	$4\frac{1}{2}$"	desgl.	Maximum bei Tage 38° (1852). Minimum bei Nacht 18°. Der Regen fällt Abends mit Gewitter.
August.	28°,0	9,14	$6\frac{3}{4}$"	desgl. Oft stürmisch.	Anfang des Monats die heisseste Zeit. Maximum bei Tage 38° (1850). Minimum bei Nacht 17°,5.
September.	24°,0	11,71	$6\frac{1}{8}$"	Monsun hört auf. N.—NO.	Temperatur sehr wechselnd, oft um 13° C. in 24h. Maximum 6 Tage 33°,5 (1852). Minim. bei Nacht 10°,5.
October.	18°,0	7,28	$2\frac{3}{8}$"	Nördlich.	Klare durchsichtige Atmosphäre; angenehm kühl. Maximum bei Tage 32° (1851).
November.	12°,5	6.57	$3\frac{3}{8}$"	NWlich.	Zwischen 12. und 20. October der erste Frost.
December.	4°,0	4 —	?	desgl.	Fast jeden Tag einige Stunden Frost. Trockenste Monat, selten Regen. Minim. bei Tage + 2°, bei Nacht — 7°.

Die chinesischen Schriftsteller, welche in und um Shanghai lebten, haben der Nachwelt eine sehr interessante und lehrreiche Reihe von meteorologischen Beobachtungen hinterlassen, welche auszüglich hier eingeschaltet werden soll. Sie sind zu finden in den sogenannten Tschi's, d. h. Miscellaneen oder Topographien von Sungkiang und Shanghai, einer Art von Litteratur, der die Europäer noch wenig Aufmerksamkeit geschenkt haben, weil sie scheinbar eine Menge unnützen und langweiligen Stoffes enthalten. Sie verdienen diesen Vorwurf aber nur zum kleineren Theile; die Capitel über naturhistorische Themata, über ausserordentliche Naturerscheinungen, Seuchen, Unglücksfälle etc. sind immer der Mühe gelesen zu werden werth. Besonderes Verdienst um die Sammlung dieser Werke und ihr Studium hat sich Dr. Mac Gowen, früher Missions-Arzt in Ningpo u. a. w., erworben. Seine Nachforschungen sind wiedergegeben in Vol. II. der Verhandlungen des North China Branch of the Royal Asiatic Society, Sept. 1860 Shanghai, und stützen sich auf die Miscellaneen der Districtsstädte Shanghai, Nanhwai, Funghien, Tsingpu, Lau und der ganzen Präfectur Sungkiang, und umfassen die letzten 13 Jahrhunderte; anfänglich natürlich nur sehr spärliche Notizen gebend, während sie in den neueren Zeiträumen bedeutend reichhaltiger werden. Der chinesischen Doctrin zufolge ist der Mensch ein Mikrokosmus, ein Miniatur des Himmels und der Erde. Alle siderischen und terrestrischen Vorgänge influenziren die Charaktere, die Gemüther, die Temperamente der Menschen; sie bestimmen ihre Handlungen, ihr Glück und Unglück, ihre Zufriedenheit oder deren Gegentheil, sie veranlassen Noth und Ueberfluss, ruhige Zeiten und unruhige, Frieden und Krieg, Gehorsam und Aufruhr. Somit ist es für den Staatsmann in China von höchster Wichtigkeit, alle kosmischen Phänomene genau zu beachten und niederzuschreiben, damit er ein Material zu Schlussfolgerungen erhalte, die ihn in seinen staatsökonomischen und politischen Entschlüssen und Handlungen leiten können. Das Bild der Zukunft malt sich, nach ihren Ideen, schon in seinen Contouren dem Auge des Weisen lange vorher durch diese Phänomene. Summarisch wieder gegeben ist diese Doctrin in ihrem grossen Buche Schu-King im Capitel: der grosse, erhabene Plan, wie folgt:

Rechtzeitiger Regen giebt Decorum.

Uebermässiger Regen giebt Liederlichkeit.
Günstiges, schönes Wetter giebt gut Regiment.
Lange Dürre giebt Uebermuth.
Mässige Hitze giebt Einsicht.
Uebergrosse Hitze giebt Indolenz.
Mässige Kälte giebt entschlossene Ueberlegung.
Unmässige Kälte giebt Ueberstürzung.
Rechtzeitiger Wind giebt Vollkommenheit.
Langer Sturm giebt Dummheit.

Nicht alle Arten von Phänomenen sind gleichmässig genau aufgezeichnet worden, so z. B. reichen die Notizen über Erdbeben nur 4 Jahrhundert zurück. Diese reihen sich folgendermassen an einander:

A. D. 1466, April. 1506, September. 1509, September. 1525, Februar. 1550, ? 1552, ? 1584, Januar. 1596, Januar. 1629, December. 1648, April. 1669, Juni. 1670, Juni. 1673, Juli. 1846, August. 1850, April. 1852, 16. December. 1853, 14. April. 1853, 15. April, circa 18 Stösse in 3 Tagen. 1853, 23. April. 1853, 16. December. Am Tage nach dem Erdbeben war die ganze Atmosphäre mit feinem Sand erfüllt, bei NW.-Wind. Dies hielt fast 3 Tage lang an. S. später über dergl. Sandschauer.

Die Erschütterungen gehen meist von NW. nach SO. oder umgekehrt.

Von sonstigen Boden-Versenkungen oder Eruptionen sind folgende bemerkenswerth:

In der 2. Hälfte des dritten Jahrhunderts p. Chr. n. versank plötzlich die Stadt Tsiang-Schwui in der Nähe von Shanghai und an ihrer Stelle bildete sich der grosse See Mau. Auf einer sehr alten Karte der Präfectur Sungkiang ist die Stadt noch verzeichnet. Solche Bodensenkungen mit Seenbildungen sind an vielen anderen telSlen dieses Districtes entstanden, aber ohne Verlust von Wohnplätzen und Menschenleben.

A. D. 419, Wasser- und Feuer-Ausbruch aus einem Erdriss bei Tingling.

A. D. 964, Wasser-Ausbruch aus einem Erdriss auf einem Hügel beim Tien-See.

1634, Ausbruch vulcanischer Quellen bei Tswagkwei, die die Ernte stärk beschädigten.

1548, Aehnlicher Ausbruch.

1562, Ausbruch von 9 vulcanischen Quellen auf den Hügeln bei Tsingpu, die nach dem Strome ihren Lauf nahmen. Dicke schwarze Dämpfe strömten aus den Erdrissen und wälzten sich nach NW. über das Land fort.

1598, Ein do. bei den Tschungkia-Hügeln. Die südwestliche Masse des Hügels stürzte ein.

Andere ähnliche Erscheinungen wurden beobachtet in den Jahren 1599, 1609, 1642, 1644, 1692, 1763.

Von Ueberschwemmungen sind folgende bemerkenswerth:

A. D. 825, Der Taihu (der grosse See) floss über.

1074, Lange Regengüsse verursachten furchtbare Ueberschwemmungen; Land und Städte zerstört, grosse Noth, Auswanderung der ganzen Bevölkerung.

1330, 61,000 Acker Land durch Fluthen zerstört. 45,000 Familien ungefähr wurden dadurch zu Bettlern gemacht.

1518, Sechs Präfecturen dieser Gegend erlitten grosse Ueberschwemmungen.

1541, Mehr als 10,000 Menschen durch Ueberschwemmungen getödtet.

1671, Lange anhaltende Regengüsse überschwemmten das Land und zerstörten die Ernten, so dass eine Hungersnoth folgte.

Im Ganzen sind, seit A. D. 825 bis 1770, 58 solche grossen Ueberschwemmungen aufgezählt, ungerechnet diejenigen, wo Seestürme, Taifune und Springfluthen das Land heimsuchten. Von diesen sind, seit 496 bis 1791, 54 genannt, von denen die der Jahre 1195, 1371, 1391, 1474, 1583, 1590, 1665, 1688 und 1724 sehr bedeutend waren.

Noch ärger waren folgende Jahre:

1511, Sturm, Zerstörung der Felder, Städte und Flecken, Zerstreuung der Bevölkerung, grosse Hungersnoth und eine Pestilenz, an der zahllose Mengen starben.

1540, Seesturm auf NO., verschiedene Myriaden Menschen ertränkt; Hungersnoth; Menschen und Ernte vernichtet durch Seuchen.

1570, Heftiger SO.-Sturm; die See überfluthete das Land, riss Wohnungen und Menschen fort, bedeckte das Land ganz mit Salz.

Eine zahllose Menge kleiner Krabben erschien und frass die Ernte auf.

1748, Eine grosse Sturmfluth ertränkte über 20,000 Menschen.

Beispiele grosser, zerstörender Wasserhosen, welche von den Chinesen für den fabelhaften Drachen angesehen wurden, werden, seit 1189 bis 1787, 15 berichtet.

Unter ihnen ist eine im Jahre 1769 beobachtete höchst merkwürdig. Es war Winter; eine Wasserhose, ungefähr 50 Fuss hoch und ²/₃ engl. Meilen im Umkreis erhob sich über dem Tien-See und erstarrte bei der hohen Kälte, die plötzlich bei dem Wirbelsturm eintrat, zu einer einzigen Eismasse; da es Nacht war, so bemerkte man hiervon nichts als wie ein tosendes Geräusch und eine Erscheinung wie von Tausenden kleiner Lichter. Am andern Morgen sah man einen spiralig-gedrehten Eishügel auf dem See treiben, der einen ganzen Monat lang existirte, ehe er zerschmolz.

Grosse Dürren sind, von 504—1787, 28 berichtet; nach den Erfahrungen im 18. Jahrhundert kommen solcher Dürren mit Hungersnoth im Gefolge je eine auf 10 Jahre. Die des Jahres 1734 zog eine ausgebreitete Volksseuche nach sich, von der aber keine weitere Beschreibung gegeben wird.

Hungersnöthe kamen, von 502—1723, 34 vor.

502, Hungersnoth; Ernte schlug fehl; viele Tausende verhungerten.

1336, 37 und 38, Drei Jahre lang keine Ernten. Die Leute kochten und assen ihre eigenen Söhne und Töchter.

1563, Hungersnoth; Auswanderung der Bevölkerung, Aufstände und viel Blutvergiessen.

1591, Hungersnoth und nachfolgende Volksseuche.

Epidemien sind nur wenige berichtet und auch diese ohne weitere Angaben der Ursachen; wo dieselben in klimatischen oder socialen Abnormitäten ihren Grund haben, sind sie meist bei diesen selbst erwähnt, so bei Hungersnöthen, grosser Hitze u. s. w. Folgende 16 Epidemien werden angeführt:

1333, Eine epidemische tödtliche Krankheit (tsih-yuh).

1455, Sommers eine grosse Epidemie; unzählige Todte.

1493, 6. Monat. Epidemie und Hungersnoth; die halbe Bevölkerung von Shanghai starb.

1596, Grosse Epidemie; die Thore Shanghai's entleerten

nichts als Karren mit Leichen, man hatte nicht Särge genug und muste die Leichen in Säcken und Matten beerdigen.

1591, Epidemie und Hungersnoth.

1664, Epidemie. 1678, 6. Monat, grosses Volkssterben. 1679, Grosse Epidemie.

1680, 8. Monat, Grosse Epidemie.

1698, Sommers, Grosse Epidemie.

1710, desgl. desgl.

1729, desgl. desgl.

1734, desgl. desgl.

1750. desgl. desgl.

1757, desgl. desgl.

1787, desgl. desgl.

Psychische Epidemien, zu denen man bei uns die Tanzwuth, die Prediger-Krankheit der Kinder, den Kinder-Kreuzzug etc. zu rechnen pflegt, sind in China nichts neues. Unsere Quellen führen eine ganze Menge solcher Sachen an, die aber meist zu absurd klingen, um sie noch weiter zu beachten. Panische Schrecken ergreifen oft ganze Stadtgemeinden und wenn diese sich dann nicht zu helfen wissen, so schreiten sie zum Selbstmord. So ertränkten sich 1489 eine Unzahl Frauen und Mädchen in den Brunnen von Shanghai, weil das Gerücht ging, eine Armee zöge heran. 1554 gerieth ganz Tsingpu durch allerhand Spuk- und Zauber-Geschichten in Aufruhr, viele Leute starben an heftigen Schrecken; allmählig verlief die ganze Einbildung wieder. Häufig verbreitet sich das Gerücht, dass der Kaiser Agenten aussende, um seinen Harem zu recrutiren; schnell werden Mädchen und Knaben von jedem Alter verlobt und verheirathet und „viele wurden bös zusammengekuppelt“, wie der Chronist sagt. 1590 wurden viel Tausend Menschen in Shanghai zu Tode gequetscht und getreten, als das Landvolk von allen Seiten in die Stadt strömte, „weil — die Japaner gelandet wären.“ (Siehe Berlin 1848, „die Russen kommen“!) Die Japaner spielen wiederholt den „Knecht Ruprecht“ für die Chinesen.

Von unregelmässigen Jahreszeiten und Extremen der Temperatur ist folgendes merkwürdig:

1483, Am Winter-Solstitium grosser Schneefall mit Blitz und Donner; nächstes Jahr Hungersnoth.

1510, Ungeheuer kalter Winter. Bambus-, Cedern- und Orangen-Bäume getödtet.

1575, Giftige Hitze im Sommer, tödtete Menschen und Vieh.

1590, 6. Monat, 18. Tag, Schnee fiel in der Nacht (aus der Mitte des Mondes, wie der Chronist schreißt) so fein wie die Wolle von den Weidenbäumen. „Alle Flocken waren sechseckig", wird zur Bekräftigung hinzugefügt.

1655, Sehr harter Winter, die Seen Mau und Tien froren ganz zu.

1668 und 1677, Im Winter Gewitter mit Schneefall.

1684, Winter ungemein heiss, wie im Sommer.

1691, Sehr harter Winter; Menschen, Pferde, Rindvieh etc. froren todt; einen halben Monat lang konnte fast Niemand das Haus verlassen vor Kälte.

1747, 6. Monat, Schneefall mitten im Sommer.

Von Meteoren finden wir 21 Beispiele verzeichnet, davon folgende erwähnenswerth:

Sandschauer: 1587, 2. Monat, Gelber Sand fiel; alle Leute, die von den Pflanzen, assen, auf welche er fiel, starben! 1623, 2. Monat, Fall von gelbem Sand, der in alle Orte eindrang; zwei Tage nachher eben solcher Schauer. 1625, 2. Monat, Sandschauer, die Sonne erschien ganz weiss während dreier Tage. 1637, 3. Monat, Gelber Sand fiel. 1638, 11. Monat, Blutrother Sand fiel. 1642, 2. Monat, Ein schwarzer Dampf fiel aus der Luft nieder; 9 Tage nachher fiel gelber Sand. 1642, 3. Monat, Sand erfüllte die ganze Atmosphäre mit Sturmwind begleitet.

Diese Sandschauer sind im Frühjahr etwas sehr gewöhnliches; es lässt sich daher annehmen, dass die oben notirten Fälle ganz aussergewöhnlich durch ihre Menge gewesen sein müssen. Ihre Entstehung durch Windhosen und Wirbelstürme, die im Norden und Nordwesten entspringen, ist jetzt so ziemlich ausser Zweifel gesetzt und es ist nicht zu verwundern, dass je nach den Localitäten, über welche sie hinziehen, die Deposita verschiedene sind. Welches Mineral in dem erst erwähnten vom Jahre 1587 enthalten war, bleibt natürlich ein Räthsel; vielleicht war es eine Arsenverbindung.

Meteorsteine fielen u. a. in den Jahren 519, 1306, 1561, 1660, 1677, 1745. Der Steinfall 1677 fand beim Piausee statt.

Als die Bewohner hineilten, um „den Stern“ auszugraben, fanden sie einen noch ganz warmen Stein, der 19 Catties (circa 20 Pfd.) wog und wie Eisen benutzt wurde. 1745 fiel ein Steinhagel bis zur Grösse von Mühlsteinen während 4 Stunden und erschlug viel Menschen und Vieh. Während der ganzen Zeit war es finstere Nacht, bis die Sonne plötzlich wieder aufleuchtete.

Kommen wir nach diesen Abschweifungen wieder zu dem neuen Shanghai zurück, so finden wir ausser der eingeborenen Bevölkerung eine zahlreiche fremde Gemeinde von Engländern, Deutschen, Amerikanern, Franzosen, Spaniern, Portugiesen, Persern, Juden aus Vorderindien, Malayen etc., die theils meistens grossartig angelegte fremde Niederlassungen bewohnen, theils (Missionare und Jesuiten) in der eigentlichen Stadt ihre Behausung haben. Die Wohngebäude in der Ansiedlung sind prächtige, grosse, massive Häuser mit hohen Zimmern, kühlen Geschäftslocalen, Veranden und Fluren, die in hygieinischer Beziehung nichts zu wünschen lassen, im Sommer kühl, im Winter gemächlich wärmbar. Von dieser Seite ist Alles gethan, was man nur erwarten kann, um Wohlbefinden und Gesundheit zu erhalten. Anders steht es mit der Lebensweise, die die Engländer hier eingeführt haben und die ein Gemisch tropischer und nordischer, specifisch englischer, Sitten und Diät ist. Man hält 3 Mahlzeiten des Tages, ungerechnet den Morgenkaffee. Alle 3 Mahlzeiten sind so reichlich und so substantiell, das nur Individuen, die ganz besondere körperliche Anstrengungen machen müssen, sie verdauen können oder ihrer bedürfen. Scharfe, heisse, gewürzte Suppen und Curries, zahlreiche Fleischspeisen, wenige Gemüse, viele und verschiedene Leckereien machen die Hauptsache bei allen Mahlzeiten, besonders beim eigentlichen Mittagsessen, welches zwischen 6—7 Uhr Abends eingenommen wird. Vor und nach der Mahlzeit wird nicht minder getrunken als während derselben, und gewöhnlich dauert dies fort bis 11 oder 12 Uhr, wo mit Sodawasser oder Cognac, oder irgend einem andern, wie man sich dort ausdrückt, kühlenden Getränk (!) die Sitzung beschlossen wird. Die Folge dieser verkehrten Lebensweise, die durch späte Mahlzeiten und Gelage den in diesen Kreisen so nöthigen Schlaf beeinträchtigt, ist entweder die, dass nach verhältnissmässig kurzem Aufenthalt in diesen Plätzen die Leutchen mit gründlich ruinirter Verdauung, Leber-Physconien, biliösen Zuständen und einer moralischen Gemüthsdepression, die dem Spleen ähnelt, nach Europa zurückeilen, wenn nicht schon Dysenterie und Fieber sie dazu gezwungen haben, und nach 1—2 Jahren Aufenthalt und Cur wieder nach China gehen; oder sie halten es wirklich 12—15 Jahre hintereinander aus, haben dann so viel erworben, dass sie nach Europa zurück gehen, um ihr Leben und Vermögen zu geniessen und — haben in Europa nichts eiligeres zu thun, als innerhalb einiger Monate zu sterben. Letztere Fälle — die Unmöglichkeit das europäische, speciell das englische Klima zu vertragen — sind so notorisch und berüchtigt geworden, dass die Leute sich jetzt gleichsam fürchten vor der Rückkehr nach England und dass man denjenigen, die es versuchen, eine traurige Prognose stellt.

Diese Lebensweise der Engländer wird von den Amerikanern und den Deutschen zum allergrössten Theile auch befolgt. Bedeutend mässiger und deshalb gesünder und zufriedener leben die Franzosen, Spanier und Portugiesen; der Beitrag, den diese Nationalitäten zu den Dysenterien, remittirenden Fiebern, Leber- und Milz-Erkrankungen liefern, ist ein bedeutend geringerer als der der anglo-germanischen Race. Leider scheinen unsere Stammesgenossen dies niemals anerkennen zu wollen; unter dem Druck der Mode und Nachäfferei und der unglücklichen Idee, dass man, um dem Klima trotzen zu können, dem Körper etwas tüchtiges bieten müsse, werden sie noch lange stehen. Selbst die anerkennenswerthe Sitte, durch körperliche Uebungen, Reiten, Baden, Rudern, Fusstouren u. s. w. die gesundheitsgemässe Lebensweise herzustellen, wird den Folgen fortgesetzter Diätverstösse nicht abzuhelfen im Stande sein. Shanghai's Klima galt in den ersten Jahren als ein ziemlich gesundes und wurde in den ersten Berichten der Missions-Aerzte als solches sogar gerühmt. Die Ursachen, die zu diesem Urtheil geführt haben, entschuldigen dasselbe allerdings. Im Januar 1844 wurde das erste Missions-Hospital eröffnet und schon nach dem Schlusse des Mai ej. ein Bericht veröffentlicht. Der Arzt war aus dem als Pestloch verrufenen Tschusau-Archipel gekommen und war durch die Eindrücke, die die grosse Sterblichkeit unter der englischen Besatzung dort auf ihn gemacht hatten, natürlich um so geneigter, Shanghai für einen gesunden Platz zu halten, als er gerade über die beste Jahreszeit hier berichten konnte. Es waren hier weniger als die Hälfte Fieberanfälle als in Tschusau; die Patienten waren fast alle Eingeborne und somit acclimatisirt; fremde Ansiedler waren noch sehr wenige vorhanden und noch nicht lange genug am Platz, um die Einwirkungen des Klimas zu fühlen. Ganz anders schon klingt das Urtheil im 3. und 4. Bericht; da heisst es z. B.: der Sommer 1845 war sehr nass und ungesund, Diarrhöen und Dysenterien traten sehr ausgebreitet auf; auch Intermittens wurde häufiger beobachtet, besonders an niedrigen und sumpfigen Plätzen. Ja sogar stellt es sich nun heraus, dass Katarrhe, Diarrhöen und Dysenterien bei Chinesen wie Europäern einen deutlich intermittirenden Charakter annehmen; fast alle europäischen Kinder sind den Folgen des Malaria-Siechthums unterworfen, und fast alle ihre Krankheiten nehmen den intermittirenden Charakter an; die Kinder der Chinesen leiden viel weniger daran. So stösst denn schon eine $2^1/_2$jährige Erfahrung das erste Urtheil um und Shanghai's Ruhm als gesunder Platz wird damit gänzlich zerstört. Man vergleiche aber auch nur die Zahlen in den Krankheitslisten und wird aus diesen numerischen Belägen auch die Richtigkeit der Sache ersehen.

Im ersten Rapport, Januar—Mai 1844 sind aufgeführt: Intermittens 10, Dysenterie 24. Im II., $^1/_5$ 1844 — $^{30}/_6$ 1845: Intermittens 71, Dysenterie 100. Im III., $^1/_7$ 1845 — $^{30}/_6$ 1846: Intermittens 117, Dysenterie 113. Im IV., $^1/_7$ 1846 — $^{30}/_6$ 1847: Intermittens 473, Dysenterie 325. Im V., $^1/_7$ 1847 — $^{30}/_6$ 1848: Intermittens 916, Dysenterie 406.

Wenn diese Zahlen nun modificirt werden durch das procentische Verhältniss zur Zahl der ins Gesammt Behandelten, so sind sie doch deshalb beweisend genug, weil bei diesen Missions-Anstalten der Kreis des sie benutzenden Publicums schon nach wenig Zeit sich abschliesst und immer aus derselben Schicht der Bevölkerung sich recrutirt.

Shanghai's Gesundheitszustand ist daher nun schon seit Jahren als schlecht verrufen und besonders dasjenige schifffahrende Publicum, welches, vom Juni bis September, sich längere Zeit als 14 Tage hier aufhalten muss, führt schwere Klagen gegen diesen Platz. Nach beliebter Weise wird natürlich die Schuld auf das Trinkwasser geschoben und die speculirende Anstalt hier, welche aus einem grossen künstlichen Wasserfang gereinigtes und filtrirtes Wasser an die Schiffe liefert, macht daher gute Geschäfte. Trotzdem hört die Dysenterie nicht auf zu wüthen; fast jedes der deutschen Schiffe, welche ich im Golf von Petschili im Sommer 1861 besuchte, hatte einen oder mehrere Dysenteristen an Bord, die sich alle ihre Leiden in Shanghai zugezogen hatten. Aber auch überall ergab die Anamnese, dass grobe, fortgesetzte Excesse im Essen und Trinken, bei grosser Hitze und Exponirung an die nächtlichen Exhalationen des Flusses und der Ufer desselben, oft eine einzige Bootsfahrt bei Nacht und Regen im trunkenen und verwahrlosten Zustande oder nächtliches Umhertreiben in den verrufensten und ungesündesten Stadttheilen, die Ursachen der Krankheit waren. Als eine wahre Pesthöhle muss in dieser Beziehung ein grosser Theil des amerikanischen Quartiers bezeichnet werden. Hier ist das Quartier der Matrosen aller Nationen; Spielhöllen, Trinkstuben, elende verfallene Baracken, Strassen voller Schmutz und Unrath bergen den Auswurf aller Nationen; Nachts liegen die Gassen voller betrunkenen und bösartigen Gesindels, welches sich obdachslos umhertreibt, und Schaaren von chinesischem Bettelvolk schlägt hier mitten im Wege, auf Plätzen und Misthaufen seine Wohnung aus Matten und Strohhaufen auf. Dicht dabei liegen einige Stücke morastiger Reisfelder und weiter ein grosser freier Platz, auf welchem man beim kürzesten Regenwetter im Sumpf zu versinken riskirt. Bedenkt man nun, dass im Juni seit 13 Jahren die Temperatur bei Tage fast stets über 30° C., die Nächte kühl, bis 14° sind, dass im Juli und August die Hitze bis auf 38° C. steigt, dass gegen Abend meist Regen fällt und dass die Nächte nicht unter 18° hinab sich abkühlen, so kann man sich leicht einen Begriff davon machen, welche Effluvien sich in diesen engen und und fast nie vom Winde gereinigten Gassen und verpesteten Häusern entwickeln müssen. Man agitirte zur Zeit unseres Aufenthaltes in Shanghai, Februar—April 1861, viel unter den Fremden für eine gänzliche Umbauung dieses Quartiers; es ist aber nicht in Erfahrung gebracht worden, ob etwas ins Werk gesetzt worden ist. Sicherlich würde Shanghai eine reichliche Quelle von Krankheit und Elend damit verlieren.

Die Winterszeit macht vielen dieser Uebelstände ein Ende; die Nachtfröste bedecken die exhalirenden Wasser — und Sumpfflächen mit undurchdringlichen Ueberzügen und die Tageswärme ist nicht hoch genug, um den unterbrochenen Gährungsprocess der Bodenkruste wieder anzufachen. Desto mehr leidet die eingeborne Bevölkerung, deren körperliche Constitution ich schon oben schilderte, an Krankheiten, die ihre Entstehung der Temperatur an sich verdanken, während die nordischen Fremdlinge in ihren comfortablen Häusern sich einer heimathlichen Gesundheit erfreuen und dieselbe durch von besserm Urtheil geleitete Bekleidung zu schützen wissen. Besonders mangelhaft ist bei den Chinesen die Fussbekleidung und der Schutz des Halses, was bei dem tiefen Schmutz der Strassen, dem steten Schnee und Regenwetter und den plötzlich auftretenden kalten NW.-Boen von grosser Wichtigkeit ist. Der Chinese versteht es nicht dichte Wasserstiefel zu fabriciren und verabscheut es, fremde Fabricate zu tragen; lieber geht er in Filzschuhen mit 2 Zoll dicken eben solchen Sohlen; er wird sich nie durch wollene Shawls, um den Hals oder den Mund und Nase gewickelt, vor Erkältungen der Respirationswege schützen, denn es ist nicht nationelle Sitte. Somit sind Katarrhe, Hämoptysis, Lungentuberculose und zahlreiche rheumatische Erkrankungen im Winter an der Tagesordnung.

Diese acuten Erkrankungen zur Winterszeit werden im Sommer durrh Petechial-Typhus reichlich ersetzt, ebenfalls auf dem hartnäckigen Festhalten der Chinesen an altem Herkommen und Scheu vor jeder noch so vernünftigen Neuerung begründet. Wie fast alle Städte in den Ebenen, wird Shanghai von zahlreichen Canälen durchschnitten, die zur Erleichterung des Gütertransportes dienen. In die Hauptcanäle kann die Fluth frei eintreten, die Nebencanäle aber verstopfen sich durch den hineingeworfenen Unrath allmählig so sehr, dass die Wassercirculation aufhört. Im Frühjahr lässt nun der Magistrat zuweilen eine Reinigung der Canäle vornehmen und alle den herausgeholten Moder nach dem Flussufer bringen oder in verschiedenen Haufen an der Stadtmauer deponiren. Diese Mengen verpesteten die ganze Stadt mit einem unerträglichen Gestank und als die heisse Jahreszeit heranrückte, brach ein höchst tödtliches Petechialfieber aus, oft complicirt mit Dysenterie. Die Jahre, in welchen solche Epidemien beobachtet wurden, sind 1848, Juni und Juli, (mit kritischem 7. Tage). 1850, auch in Juni und Juli (Ausbruch der Petechien am 3. und 4. Tage, Tod am 7. oder 10. oder lange Reconvalescenz) und 1855. Letzteres Jahr zeichnete sich überhaupt durch seine bösartige Witterung und schlechten Gesundheitszustand aus. Der Petechial-Typhus befiel aber mehr die Landleute der Umgegend als die Städter; man konnte die Ernte kaum einbringen und besonders die Baumwolle blieb so lange auf den Stauden, dass viel verloren ging. Da diese Ernte trotzdem sehr reichlich ausfiel, so fanden die Chinesen das alte Sprüchwort: „wenn das Wetter der Baumwolle hold ist, so tödtet es den Bauern“ natürlich wieder einmal eclatant bestätigt. Intermittirende und remittirende Fieber, Dysenterien, Diarrhöen und endlich noch Cholera tödteten in demselben Jahre zahlreiche andere Personen. Die Intoxication der Constitutionen mit Malaria war meist eine so heftige, dass selbst die leichtesten und einfachsten Formen nur mit Schwierigkeit durch Chinin oder Arsenik gehoben werden konnten. Oft versagten bei der umsichtigsten Anwendung dieser Mittel dieselben ihren Dienst, ganz abgesehen von der Hartnäckigkeit, mit der wirklich schon geheilte Fälle recidivirten. Die schlimmsten Formen sind die Intermittenten, die von Diarrhöen von fast dysenterischen Charakter begleitet werden. Sie sind ungemein hartnäckig, trotzen allen kräftigeren Mitteln und werden meistens von Leberentzündungen, Gelbsucht, Asciter und Anasarka gefolgt.

Eine ganz eigenthümliche Art von typischem Fieber ist wiederholt in Shanghai beobachtet worden. Es tritt im Quotidian- oder Tertian-Typus auf; auf ein sehr kurzes Frost-Stadium folgt das der Hitze; dann fangen allmählig die Hände und Füsse allein an zu schwitzen und zwar in so profusem Grade, dass grosse Schweissperlen ausbrechen und dass bei herabhängenden Händen der Schweiss in Strömen herunterfliesst; der ganze übrige Körper bleibt absolut trocken. Höchst intensive Kopfschmerzen und grösseres Unwohlbefinden als bei gewöhnlichen Tertianfiebern begleiten diese Erscheinungen. Chinin und Arsenik heilen diese Form eben so leicht wie die anderen leichteren Formen. Arsenik ist als Antiperiodicum schon seit Jahrhunderten beliebt und berühmt. Eine ihrer Vorschriften gegen Tertianfieber ist z. B. folgende: Auripigment laevigat. ʒj, in eine Apfelsine von gewöhnlicher Grösse gesteckt, wird mit dieser zu Asche gebrannt, das Ganze gepulvert und davon ʒiij pro dosi (?!) in altem Wein während der fieberfreien Zeit genommen.

Variola herrschte früher in Shanghai in sehr ausgebreitetem Maasse, ist aber durch die Verbreitung der Vaccination, an der sich alle Stände betheiligten, glücklich vermindert worden. Ehe die Chinesen mit der Vaccine bekannt wurden, hatten sie schon lange vorher zu einem anderen Hülfsmittel gegriffen und die ächten Pocken den Kindern inoculirt, um dadurch die Krankheit in ihre Gewalt zu bekommen und ihre Virulenz zu vermindern.

Nach der Theorie der Chinesen ist die Variola dem Menschen von Mutterleib an schon eingepflanzt und wartet im Körper verborgen auf eine Veranlassung um auszubrechen. Bricht sie nun wirklich aus, so ist sie sehr heftig und gefährlich; impft man sie aber bei Zeiten und bei gutem Gesundheitszustande des Körpers demselben künstlich ein, so verläuft sie viel milder und von 10,000 Geimpften soll blos einer sterben. Schon unter dem Kaiser Tschin Ssung, 1014 p. Chr., wurde von einem Arzte und Philosophen in Go-Mei-Shan in der Provinz Szu tschüen ein ausführliches Werk über die Inoculation veröffentlicht,*) und wie genaue Beobachter die Chinesen sind, geht aus der Beschreibung des Verlaufes hervor. Der Verfasser schildert die Methode durch Impfung oder durch Uebertragung des pulverisirten Pustelschorfes und sagt: „Nach 7 Tagen tritt Fieber auf; 3 Tage darauf erscheinen Flecke, 3 Tage später Pusteln, nach 3 Tage später Schorfe und dann ist die Impfung vollendet. Nur gesunde Kinder von gesunden Familien dürfen geimpft werden; sonst müssen sie erst von ihrer vorhandenen Krankheit geheilt werden. Besondere Auf-

---

*) Darin heisst es am Schluss: der frühere Litterate Liu lau, dem kaiserlichen Befehl ehrerbietig gehorchend, hat die obigen wichtigen Vorschriften compilirt und sie in dem „goldenen Spiegel der medicinischen Praxis" niedergelegt; in späterer Zeit haben berühmte Aerzte über sie Vorträge gehalten und sie mit viel Sorgfalt und Aufmerksamkeit revidirt."

merksamkeit ist auf die Pflege, Diät und Reinlichkeit der Geimpften zu verwenden.“*)

Kinder leiden in Shanghai überhaupt sehr beträchtlich an Durchfall und Dysenterie, besonders im Alter von 10 und 16 Monaten und bei zu früher Entwöhnung. Chinesische Frauen stillen bis zum 2. und 3. Jahre; ihre Milch verliert aber schon im 2. Jahre viel an ihrer nährenden Eigenschaft und die Ernährung der Kinder leidet, wenn man nicht schon vom 15. Monat ab gute Kuhmilch verabreicht, sehr bedeutend. Die fremden Mütter müssen daher mit grosser Umsicht ihre Ammen auswählen.

Unter den Hautkrankheiten sind die schuppigen Exantheme gewöhnlich, weichen aber dem innerlichen Gebrauch von Arsenik und Einreibungen von Zinksalbe sehr bald. Elephantiasis ist nicht so häufig, als man erwarten sollte; alle Fälle kommen aus den flachen Marschen, wo Luft und Wasser gleich schlecht sind. Sehr gute Wirkungen sah man bei frischen Fällen von Acid. nitric. dilutum.

Eine der häufigsten chirurgischen Krankheiten der Chinesen sind ausgebreitete Abscesse, besonders an der Hand. Sie haben ihren Sitz in der Theca oder um die Sehnenscheiden und viele Patienten sprechen erst im Hospital ein, wenn die Sehnen und Knochen der Mittelhand schon zerstört sind. Man hat eine Ursache noch nicht ausfindig machen können.

Cachektische und anämische Zustände sind häufig und die Energie der Seele wie des Körpers ist in der Ebene von Shanghai geringer als im Süden. Diese oft bemerkte Eigenthümlichkeit wird von vielen Seiten der klimatischen Eigenthümlichkeit und den Bodenverhältnissen zugeschrieben. Sprüchwörtlich geworden ist z. B. die Apathie und Furchtsamkeit der Bewohner von Kiangsu.

Die Annalen des Missions-Hospitales in Shanghai finden wir abgedruckt anfänglich in den Bänden des Chinese Repository bis zum Jahre 1850. Seit diesem Jahre sind sie in Broschüren, jede ein Jahr umfassend, in Shanghai veröffentlicht worden. Bei ihrem Studium kann man leider nicht umhin zu bedauern, dass nicht mehr Arbeitskräfte auf diesem Gebiete angestellt waren und so den Berichterstattern Gelegenheit geboten war, die ungeheure Menge

*) Dr. Lockhart, Report of the Medical Miss. Society at Shanghai in Chinese Repository Vol. XIV.

Materials besser zu sichten und genauer zu beobachten. Ich gebe in der Folge eine kurze Uebersicht der numerischen Verhältnisse, die hier vorliegen, und hebe besonders hervor, dass Jahre lang vom Beginn 1844 bis zum Jahre 1857, ein einziger Arzt, Dr. Lockhart, dieses Hospital zu verwalten hatte. Während dieser 13 Jahre wurden über 150,000 Personen in Behandlung genommen, von denen sehr viele nicht nur aus der unmittelbaren Umgebung Shanghai's, sondern auch aus entfernten Städten und Ortschaften dieser und der umgebenden Provinzen herkamen; besonders wendeten sich immer viele Matrosen von Shantung- und Fohkien-Dschunken an das Hospital. Später übernahm Dr. Hobson die Direction des Hauses und nach ihm 1860 Dr. Henderson. Dass ein Wechsel in den Principien eingetreten ist, zeigt sofort der von letzterem veröffentlichte Jahresbericht für 1860. Die Nomenclatur der Diagnosen ist gleich eine auffällig verbesserte und den Principien der neueren Wissenschaft angepasst; zum ersten Male wird die Hülfe des Augenspiegels verspürt; die Benennung Psora verschwindet unter den Dermatosen, die Abtheilung der Lungenkrankheiten hat eine grössere Mannigfaltigkeit erreicht. Unter diesen Auspicien können wir also dem Hospital in Shanghai nur gratuliren und hoffen, dass unsere Wissenschaft auch von hier bald etwas mehr höre, als was wir hier vorläufig bieten können.

Betrachten wir umstehende Zahlenangaben, so muss es uns auffallen, dass trotz der grossen Menge von Dysenterie-Fällen nur in 2 Jahren etwas von Hepatitis erwähnt wird, während weiter im Süden zwischen beiden Krankheiten eine mehr hervortretende Beziehung sich bemerklich macht. Doch werden auch hier in dem Jahre, wo die grösste Zahl von Dysenterie-Erkrankungen (400) notirt sind, auch 18 Fälle von Hepatitis gemeldet. Es scheint, dass anhaltend heisses Klima letztere Krankheit mehr begünstigt, als wie ein wechselndes, wenn es auch tropische Sommermonate hat. Ferner ist kein Grund dafür aufzufinden, weshalb seit 1848 die Zahl der rheumatischen Krankheitsfälle so auffällig abgenommen hat, liegt dies blos am Zufall, an schärferer Diagnose, am Klima?

Von den Neurosen sind die angeführten beiden, Epilepsie und Paralyse, die einzigen, welche durch ihre Zahlenangabe eben auffielen; sie zeigen auch in der That, dass der chinesische Menschenschlag, der überhaupt den anatomischen Begriff der Nerven etc. nicht kennt, auch „nicht an den Nerven leidet", wie unsere susceptiblere kaukasische Race. Cholera ist eine sehr seltene Erscheinung und ihr kurzes Auftreten 1855 scheint mit dem allgemeinen Krankheitscharakter dieses Jahres, dessen schon oben gedacht wurde, zusammenzuhängen.

Die beiden weiteren Uebersichten über Augenkrankheiten und Hautkrankheiten mögen dazu dienen, die Häufigkeit der einzelnen Erkrankungsformen in diesen Gegenden zu zeigen; doch will ich keinen besonderen Werth darauf legen, da die Diagnosen nicht eben sehr wissenschaftlich gestellt sind. Sie könnten höchstens durch die numerischen Verhältnisse, in denen die einzelnen häufiger vorkommenden Formen zu einander stehen, einiges Interesse haben, da sich hierin allerdings grösstentheis eine merkwürdige Uebereinstimmung zeigt, z. B. Ectropium und Entropium, Thockom und Conjunctivitis catarrhalis. Sehr wüst sieht es in den früheren Jahren unter den Hautkrankheiten aus; alle fieberhaften Exantheme, ausser einigen Variolae, fehlen, sind auch sonst nirgends wo erwähnt, scheinen somit hier nie beobachtet zu sein oder überhaupt nicht vorzukommen (?) (Siehe oben die Geschichte der Vaccination in Kiangsu!)

Zusammenstellung einiger besonderen Krankheitsformen Shanghai's.
(Mit Ausnahme der Syphilis und Augenkrankheiten)

Krankheiten.	1844-45	1845-46	1846-47	1847-48	1848-49	1850	1851	1852	1853	1854	1855	1856	1860
Gesammtzahl der Fälle.	14,682	10,140	15,219	14,386	9,020	9,352	11,290	10,143	11,028	12,181	12,257	11,495	16,113
Intermittens.	81	117	473	916	636	674	761	703	570	726	846	580	811
Dysenterie.	124	113	325	406	279	240	316	226	186	374	300	212	282
Ictrus.	22	27	33	71	55	67	52	69	56	69	96	72	25
Hepatitis.	2	—	—	18	—	—	—	—	—	—	—	—	6
Phtisis pulm.	185	140	362	123	131	100	83	94	85	103	104	70	30
Bronchitis.	910	920	1440	1096	573	714	850	668	690	658	524	486	710
Asthma.	108	192	487	400	236	200	160	190	164	136	144	130	140
Rheuma.	1465	1245	1624	1300	620	646	652	620	628	604	564	498	359
Paralysis.	33	—	40	15	15	10	19	15	10	20	16	10	23
Epilepsie.	11	4	—	13	26	18	37	27	15	15	20	16	5
Lepra orient.	72	23	107	60	34	42	20	21	20	27	29	35	140
Elephantiasis.	41	13	72	46	16	32	21	28	16	34	25	40	24
Cholera.	—	—	2	—	—	—	—	—	—	1	10	—	—
Herniae.	122	66	196	172	53	63	56	66	61	62	74	96	22
Hydrocele.	41	7	21	29	15	29	15	21	10	29	41	34	30

Zusammenstellung der in Shanghai beobachteten hauptsächlichsten Hautkrankheiten.

Krankheiten.	1860	1856	1855	1854	1853	1852	1851	1850	1849	1848	1846-47	1845-46	1844-45
Erysipelas.	110	—	—	—	—	15	20	6	4	6	—	—	2
Erythema.	206	—	—	—	—	—	—	—	—	—	—	—	—
Urticaria.	112	—	—	—	—	—	—	—	—	—	—	—	—
Roseola.	14	—	—	—	—	—	—	—	Ruheola:	5	—	—	—
Lichen.	8	—	—	—	—	—	—	—	—	—	—	—	—
Echema.	19	—	—	—	—	—	—	—	—	—	—	—	1
Herpes.	178	—	—	—	—	—	—	—	—	—	—	—	—
Impetigo.	168	—	—	—	—	—	—	—	—	—	—	—	—
Ecthyma.	42	—	—	—	—	—	—	—	—	—	—	—	—
Rupia.	295	—	—	—	—	—	—	—	—	—	—	—	—
Acne.	3	—	—	—	—	—	—	—	—	—			—
Ponercholix.	9	—	—	—	—	—	—	—	—	—	—	—	—
Pemphigus.	6	—	—	—	—	—	—	—	—	—	—	—	—
Prurigo	12	—	—	—	—	—	—	—	—	—	—	—	—
Pityriasis.	422	—	—	—	—	—	—	—	—	—	—		—
Psoriasis.	230	628	647	672	444	460	442	446	380	597	434	115	56
Ichthyosis.	6	—	—	—	—	—	—	—	—	—	—	4	—
Molluscum.	2	—	—	—	—	—	Lupus:	2	—	—	1	—	2
Framboesia.	1	—	—	—	—	—	—	—		—		—	—
Purpura.	217	—	—	—	—	—	—	—	—	—	—	—	—
Porrigo decabonus.	13	80	30	30	10	50	12	15	22	—	—	—	20
Favus.	225	100	174	136	88	112	207	150	90	183	60	—	—
Mentagra.	6	—	—	—	—	—	—	—	—	—	—	—	—
Scabies.	936	1202	1058	658	480	350	400	434	280	490	418	290	63 7

Zusammenstellung der hauptsächlichsten Augenkrankheiten Shanghai's.

Krankheiten.	1860	1856	1855	1854	1853	1852	1851	1850	1849	1848	1846-47	1845-46	1844-45
Conj. catarrhalis.	731	942	890	920	710	508	578	565	421	777	983	795	1016
Conj. blennorrh.	58	—	—	—	—	—	—	—	—	—	—	—	—
Conj. neonatur.	28	—	—	—	—	—	—	—	—	—	—	—	—
Conj. gonorrhoic.	169	—	—	—	—	—	—	—	—	—	—	—	—
Keratitis parenchymat.	269	472	428	396	378	322	344	281	279	1617	588	502	949
Leucoma.	210	146	120	132	120	120	98	86	104	—	245	202	449
Albugo.	237	—	—	—	—	—	—	—	—	—	—	—	—
Ulcera corneae.	220	242	270	256	180	204	159	166	164		708	817	1128
Staphylema corn.	34	26	15	22	15	18	14	32	34	78	78	30	88
Iritis.	39	—	—	—	—	—	—	—	—	178	—	—	16
Hypopion.	4	8	4	8	—	—	4	—	10	—	—	—	4
Choroiditis.	2	—	—	—	—	—	—	—	—	Fung. haematodec. bulbi 1		1	Carcinom 1
Aplopl. retinae.	9	—	—	—	—	—	—	—	—	—	—	—	—
Amaurosis.	112	24	32	20	12	30	24	23	22	69	90	66	148
Cataracta.	17	19	34	10	15	32	14	24	18	98	105	64	331
Glaucoma.	14	—	—	—	—	—	—	—	—	—	—	—	—
Entropion.	134	64	68	81	81	92	99	102	37	435	248	183	316
Ectropion.	6	26	10	10	13	21	15	24	—	79	155	70	178
Trachom.	324	390	354	342	402	450	300	250	360	600	628	450	973
Pterygium.	317	96	96	110	134	138	187	172	176	369	384	348	526
Pannus.	202	152	192	198	184	160	195	177	193		414	330	250

Was schliesslich die sonstigen hygieinischen etc. Wohlthätigkeitsanstalten Shanghai's betrifft, so dürfen wir hier zum Lobe der Chinesen nicht unerwähnt lassen, dass sowohl Staats- wie Communal-Behörden, soweit es eben ihre Sitten und Mittel zulassen, sich auch ohne Beeinflussung der Europäer, bemüht haben, Hospitäler, Findelhäuser, Siechenanstalten, Altersversorgungsinstitute etc. zu gründen und zu unterhalten. Das sind nach unseren Begriffen freilich armselige Einrichtungen, die aber immerhin ihren Nutzen stiften und vielem Elend abhelfen. So existirt also z. B. in Shanghai eine Armenanstalt „Halle der vereinigten Wohlthätigkeit“ und eine Klinik für arme Kranke, „Anstalt für kostenfreie ärztliche Hülfe“, an welcher 8—9 eingeborne Aerzte an jedem 5. Tage eine Art Polyklinik abhalten. 3—500 Patienten sind dann oft in der Anstalt versammelt. Dies dauert aber nur vom 3.—5. chinesischen Monat; während der übrigen Zeit sind die betreffenden Aerzte anderweitig durch Praxis beschäftigt. Jede Districtsstadt (mit der Endung Fuh) hat ein solches Dispensatorium, welches durch freiwillige Beiträge der wohlhabenderen Bürger unterhalten wird. Ueber das Findelhaus in Shanghai haben wir auch interessante Notizen (Chin. Repos. Vol. XIV.) zu geben. Es wurde im 49. Jahre der Regierung des Kaisers Kánghi, 1709 (oder 1711?), desselben Kaisers, über dessen „Fest der alten Leute“ der Pater Amidt 1785 als Augenzeuge berichtet, nach dem Plane der Gelehrten Wutung-tsau und Szi Tschin Tschang erbaut und unter die Aufsicht zweier Beamter gestellt, die die Ammen und Kinder genau zu beaufsichtigen hatten. Jeder dieser Beamten erhält monatlich circa 3 Thaler preussisch für seine Mühwaltung; ferner sind dabei angestellt 1 Bote mit $1\frac{1}{2}$ Thaler monatlichem Gehalt, 2 Ammen mit je 3 Thaler pro Monat und mehrere Wärterinnen mit 1 Thaler Gehalt. Dies ist das Personal eines chinesischen Findelhauses! Die Buchführung ist ganz europäisch-büreaukratisch; 5 Bücher und Formulare sind auszufüllen, nämlich: 1) Subscriptions- und Einnahme-Liste, 2) Aufnahmebuch, worin Datum, Alter, körperliche Beschaffenheit des Findlings etc. genau zu notiren sind, 3) Ammenbuch, 4) Adoptionsregister, zum Nachweis über den Verbleib der aus der Anstalt adoptirten Kinder, 5) Krankenliste; alle 5 Formulare sind stets vom ersten und zweiten Vorstande zu unterzeichnen. Von vier über diese Anstalt bekannt gewordenen

Jahresberichten, für 1839 bis 1842, will ich hier einige Zahlen anführen.

1839: Bestand 35, Zugang 133, adoptirt 75, gestorben 32, anderweitig abgegeben 38. 1840: Bestand 23, Zugang 120, adoptirt 53, gestorben 21, anderweitig abgegeben 46. 1841: Bestand 23, Zugang 148, adoptirt 50, gestorben 30, anderweitig abgegeben 56. 1842: Bestand 35, Zugang 91, adoptirt 25, gestorben 25, anderweitig abgegeben 34.

Wurde auf diese Weise noch vor Kurzem in China für die freundlose Jugend gesorgt, so waren die Greise unter früheren Regierungen auch nicht weniger schlecht daran. Einer besonderen Bevorzugung hat sich das Alter in China zwar immer vor der Jugend zu erfreuen gehabt, eine öffentliche Ovation, eine statistisch-genaue Sorgfalt aber wurde ihm unter den beiden grossen Kaisern Kanghi und seinem Enkel Kien-Lung, dem Zeitgenossen Friedrich's des Grossen, zu Theil. Im 27. Jahre der Regierung des Kaiser Kanghi erliess derselbe nämlich ein Gesetz zu Gunsten der Greise der niederen Gesellschaftsklassen. Man befreite alle Siebziger von Steuern und Frohndienst und sorgte für ihren freien Unterhalt; die Achtziger erhielten noch ausserdem Geschenke von Seide, Baumwolle, Reis, Fleisch etc., die Neunziger das Doppelte der Competenzen der Achtziger. Die zu dem Behufe unternommene Abschätzung in allen Provinzen China's lieferte folgendes merkwürdige Resultat: Siebziger 184,086; Achtziger 169,850; Neunziger 9,996; Hundertjährige 21. Die nördlich gelegene Provinz Shantung zeigte hierbei die grösste Anzahl von den Siebzigern (65,225) und Hundertjährigen (9), Kiang-Nan die grösste Zahl Achtziger (34,088) und Hukwang die grösste Zahl Neunziger (2850). Im 60. Jahre seiner Regierung (1722) gab dieser Kaiser, aus Dank gegen die Vorsehung, die ihn so alt werden lies, allen Greisen seines Reiches in Peking ein grosses Ehrenfest und beschenkte alle seine Gäste auf das Reichlichste. Sein Enkel und zweiter Nachfolger Kien-Lung, der in seinem 75. Jahre gerade 50 Jahre regiert hatte, gab in Nachahmung seines Vorfahren und um dessen Andenken zu ehren, am 14. Februar 1785 ein eben solches Fest, an welchem 3000 Greise seine Gäste waren. Ausser reichlichen Geschenken für diese wurde noch das ganze Reich auf ein Jahr von allen Steuern befreit. Damals fanden sich 192 Familienhäupter vor, die

5 Generationen Nachkommen gesehen hatten, aber nur 4 davon waren über 100 Jahre alt. Nur einige wenige Personen hatten 6 Generationen Nachkommen und von diesen erhielten 2 durch kaiserliches Decret eine besondere Namensauszeichnung. Auswärtige Kriege und innere Rebellionen haben seit 20 Jahren China so erschüttert, dass die Mittel nicht mehr zureichten, um solche Spenden, Institute und Nachforschungen zu erhalten und zu Lebensäusserungen zu bewegen. Die hier angeführten Data sind beinahe die einzigen, welche über die Statistik der Bevölkerung, der Geburten etc. ein wenig Nachricht geben; Alles geht seit Jahren mit Riesenschritten dem Verfall und der Vergessenheit entgegen. Dies möge denn auch hier diese Abschweifungen entschuldigen.

Eine reiche und interessante Gegend für unsere Zwecke verspricht das durch die neuen Verträge dem europäischen Handel eröffnete weite Thal des Jangtzekiang zu werden; Nanking, Tchinkiang, Kiukiang, Hankau und viele andere grössere Städte sind theils dem Handel, theils der Wissenschaft zugänglich und ausser zahlreichen Dampf- und Segelschiffen der Kaufleute besuchen die Kriegsfahrzeuge der Fremden jetzt auch diese entfernten Binnenplätze bis 500 Meilen hinein.

Folgende Wetternotizen sind, wie es scheint, die einzigen, die bis jetzt über diese Gegend bekannt gemacht worden sind:

Witterung auf dem Jangtze im November und December.

Datum.	7h a. M.	4h p. M.	Maximum.	Minimum.	Wind.	Localität.
November.						
8	8,0	16,75	19,0	5,0	NW.	Wusung.
9	14,5	20,0	20,5	10,0	S.	Jangtzekiang.
10	14,0	19,5	22,0	8,25	W.	,, ,,
11	12,75	19,0	19,0	6,25	NW.	bei Fuschan.
12	11,75	19,5	20,0	6,75	W.	
13	13,25	19,5	22,5	10,5	W.	
14	14,0	19,0	20,5	7,75	O.	
15	12,25	14,0	15,75	5,5	NO.	bei Kiangjin.
16	2,75	11,75	12.75	1,8	O.	bei Silver Island Rock.
17	5,6	16,75	16,75	5,6	SO.	
18	9,5	?	19,0	8,25	NO.	
19	10,0	?	18,25	9,0	?	
20	9,0	18,25	19,5	9,0	SW.	Tchinkiang bis Nanking.
21	9,0	16,75	17,75	4,5	NO.	
22	8,0	16,3	16,4	7,2	SO.	bei Tai-Ping.
23	7,2	18,25	18,25	7,2	W.	
24	10	16,75	16,75	5,6	W.	
25	8,0	17,2	17.2	6,8	NW.	
26	9,5	16,75	16.75	7,2	N.	bei Ngankingfuh.
27	9,0	18,25	18,25	9,0	N.	
28	11,75	11,2	14.4	9.0	NO.	
29	— 0,5	+ 9,1	+ 9,1	— 2,2	NO.	
30	+ 4,0	?	+ 6,75	— 0,5	O.	bei Kinkiangfuh.
December.						
1	+ 3,2	10,6	10.6	+ 1,2	Still.	
2	9,5	12,75	12,75	5,6	NO.	
3	9,0	12,2	12,2	+ 2,7	NW.	Ketschau bis Hwantschau
4	6,1	11,7	11,7	+ 2,7	O.	
5	8,2	9,0	10,0	6,2	O.	
6	+ 2,0	?	9,0	+ 2,0	O.	
7	6,2	14,0	14,0	3.9	NO.	vor Hankau.
8	8,2	17,2	17.2	5,6	Still.	,,
9	11,2	12,2	14.0	9,0	NO.	,,
10	7,2	14,0	14,0	3,9	NO.	
11	12,2	14,5	14,5	6,7	O.	
12	10,0	?	10.0	8,3	O.	
13	+ 2,0	13,2	13,2	+ 2,0	N.	Hwantschau.
14	6,2	?	10,0	— 0,0	N.	bei Paho.
15	+ 2,7	10,7	10,7	— 0,5	SO.	bei Schivajuh.
16	6,2	6,2	10.2	6,2	SO.	
17	6,7	7,0	11,7	6,7	SO.	Kiukiangfuh.
18	6,7	?	12,2	5,6	O.	,,
19	6,7	6,7	9,5	5,0	N.	,,

Witterung auf dem Jangtze im November und December.

Datum.	7^h a. M.	4^h a. M.	Maximum.	Minimum.	Wind.	Localität.
December.						
20	5,6	7,8	11,0	5,6	O.	Kiukiangfuh.
21	8,2	?	14,0	5,6	W.	"
22	6,2	7,8	12,2	6,2	O.	"
23	6,2	?	9,5	4,0	W.	"
24	6,7	7,5	10,0	5,6	NO.	Kiukiang bis
25	6,2	7,0	8,3	5,0	NO.	Ngankingfuh.
26	4,0	5,0	7,7	4,0	NO.	
27	6,2	7,7	9,5	6,2	NO.	
28	5,0	7,1	7,8	4,5	N.	
29	+ 3,8	+ 3,8	6,7	+ 2,7	NO.	
30	+ 1,5	+ 3,3	7,8	+ 1,5	NO.	
31	+ 1,5	5,0	6,2	+ 1,5	NO.	

Vorherrschend also NO.- und O.-Wind; 17 Regentage und 2 Mal Schnee.

Der Tschusan-Archipel besteht aus einer grossen Menge von Inseln, deren grösste Tschusan ist, und liegt ziemlich nah am Festlande zwischen den Parallelen von 29° 39′ und 30° 50′ NB. Einzelne der Inseln erheben sich zwischen 8—900 Fuss über den Meeresspiegel; die höchste ist Tschou-Kih, 1164 Fuss hoch. Tschusan selbst hat 51 engl. Meilen Umfang, seine grösste Länge, 20¾ Meilen, erstreckt sich von NW. nach SO, seine grösste Breite ist 10½ Meile. Die Hauptstadt Tinghai, 30° 10′ NB. 122° 6′ OL., welche die Engländer im ersten chinesischen Kriege nach kurzem Kampfe in Besitz nahmen und nach schweren Opfern wieder aufgeben mussten, ist 1¾ Meilen im Umfang, von einer 15 Fuss hohen Mauer umgeben, wird von einem 33 Fuss breiten und 3 Fuss tiefen Canale beinah rings eingeschlossen, der bei dem südlichen Thore, welches etwa ½ Meile vom Seestrande entfernt ist, in die Stadt hinein geht. Canäle, welche von diesem Hauptarm abgehen, bilden die Haupttransportstrassen der Stadt, die Wege sind fast nur Fusssteige auf den steinernen Einfassungen der Canäle, die zum Schutz der Reisfelder gegen die Verwüstungen der See angelegt sind. Jedes grosse Feld hat seinen eigenen Canal behufs Transportirung des Düngers und der Ernte.

Tschusan's Klima ist einer ähnlichen Schwankung der Temperatur-Extreme unterworfen wie die Plätze in gleicher Breite auf der Ostküste von Nordamerika. Während des SW.-Monsuns ist es sehr heiss; das Thermometer schwankt zwischen $22\frac{1}{2}$ und 33° C., erreicht aber manchmal im September einen Stand von 39°—40° im Schatten und sinkt im NO.-Monsun, besonders im Februar, bis auf — $3\frac{1}{2}$°. Eis ist im Winter häufig, aber nur von kurzer Dauer.

Genauere Witterungsbeobachtungen habe ich nicht auffinden können, wenigstens nicht für den Verlauf eines oder mehrerer Jahre; während der englischen Occupation vom September 1840 bis zum Februar 1841 ist, nach einem auszüglich mitgetheilten meteorologischen Journal,*) Folgendes beobachtet worden.

September ist meist schön und heiter, nur an 4 Tagen fiel Regen und jedes Mal nur von kurzer Dauer, im Ganzen 1,8″. Das Barometer, 72′ über der See, steht meist unter 30″, fällt bei starken SO.-Brisen und steigt mit nördlichem Winde; das Thermometer schwankt zwischen 40° und $18\frac{1}{2}$° C. Wind meist östlich und südöstlich.

October anfänglich heiter, dann trübe, stürmisch und regnerisch. Barometer nie unter 30″, steigt bis 30″, 33. Das Thermometer schwankt zwischen $33\frac{1}{2}$° und $10\frac{1}{2}$° C. Winde veränderlich, meist NO. und NW., Regen an 3 Tagen.

November ist meist trübe und regnerisch; 12 Regentage. Barometer steht immer hoch, 30″,43; Temperatur schwankt zwischen $4\frac{1}{2}$° und 23° C. Wind hauptsächlich NO. und NNW.

December ist heiterer als der vorhergehende Monat, das Wetter beständiger. Regen in den letzten Wochen an 7 Tagen. Barometer immer hoch, manchmal 30″, 58 bei leichten NW.-Winden. Bei Stillen fällt es auf 30″, 02. Wind meist NW., öfters Stillen. Temperatur schwankt zwischen 25° und — 2°,5 C.

Januar ist trübe, neblig und regnerisch. Regen fällt an 11 Tagen, in den letzten Tagen Schnee. Barometer schwankt zwischen 30″,60 und 30″,08, fällt bei SO.-Winden. Frische Brisen und Sturmwinde, meist aus NW., selten still. Temperatur zwischen $15\frac{1}{2}$° und — $2\frac{1}{2}$° C.

Februar ist wieder meist heiter; Regen fällt an 3 Tagen. Barometer zwischen 30″,53 und 30″,11. Wind meist NW. Tem-

1) The China Pilot and Sailing Directions.

peratur macht grosse Schwankungen, oft $15\frac{1}{4}^{0}$ C. in 24 Stunden, erreicht 20° C. und sinkt bis auf — 4°.

Das **Trinkwasser** von Tinghai ist nicht empfehlenswerth und nur sparsam vorhanden. Die Reservoire auf den Reisfeldern, unweit der See, liefern fast die einzige Ersatzquelle, einige Brunnen ausgenommen, die nur eine sehr beschränkte Menge liefern. Auf der ganzen Insel ist kein laufendes Fluss- oder Bachwasser und Schiffe, die genöthigt waren Wasser hier einzunehmen, mussten nach Tschukih (s. oben) segeln, wo gutes und reichliches Wasser vorhanden ist.

Das erste Hospital in dieser Gegend eröffnete am 13. September 1840 Dr. Lockhart. Es stellte sich bald heraus, dass auf der ganzen Insel eine fruchtbare Quelle für Malaria vorhanden sei und besonders zeichnete sich in der Stadt Tinghai das Magistrats-Gebäude durch die Intensität seiner Malaria aus. Auf die remittirenden und intermittirenden Fieber folgte meist Dysenterie in ihren schlimmsten schleichenden Formen. Eine andere der Bodenbeschaffenheit zuzuschreibende und besonders in einem sehr sumpfigen und nassen Thale, Jen-tsang genannt, herrschende Krankheit ist auch hier die Elephantiasis, die meist einen enormen Grad und bösartigen, destructiven Charakter annimmt. Nur leichte beginnende Fälle konnten durch häufige Purganzen, locale warme Bäder und reizende Einreibungen zur Besserung gebracht werden, recidivirten aber, so wie die Patienten, meist Landbauer, in ihr Thal zu ihren Reisfeldern zurückkehrten. Bei vorgerückten Fällen treten tiefe Ulcerationen, Gangrän und Verlust der Extremitäten auf. Gastrische Leiden, namentlich dyspeptische Beschwerden und Gastrodynie, nehmen nächst diesen durch die Localitäten bedingten Krankheiten die nächste Stelle in der Reihe der hier beobachteten Erkrankungen ein. Rheumatische und katarrhalische Affectionen sind zwar nicht selten, aber doch meist leicht; Haut- und Augenleiden sind, wie überall in China, häufige Vorkommnisse. Lepra aber finde ich als auf Tschusan einheimisch nirgends erwähnt.

Wie schon oben erwähnt wurde, blieb Dr. Lockhart's Hospital nicht ununterbrochen in Thätigkeit; während der ersten Periode, von September 1840 bis Februar 1841, wurden 3502, während der zweiten, von Juli 1843 bis Januar 1844, 1642 Patienten behandelt. Ich gebe wieder die numerischen Verhältnisse der hauptsächlichsten Krankheitsformen im Folgenden:

Krankheiten.	1840 -41	1843 -44	Krankheiten.	1840 -41	1843 -44	Krankheiten.	1840 -41	1843 -44
Intermittens .	423	142	Elephantiasis	48	14	Conjunctivitis cat.	162	152
Dysenterie . .	7	—	Erysipelas . .	4	6	do. granulosa	250	287
Icterus . . .	10	1	Psoriasis . .	43	27	Keratitis ulcer .	131	62
Hepatitis . .	2	—	Porrigo . . .	6	—	Leucoma	319	110
Dyspepsia etc.	67	82	Favus	2	—	Staphyloma . . .	12	11
Bronchitis . .	65	25	Ecthyma . . .	2	—	Amaurosis . . .	4	4
Phthisis . . .	2	2	Purpura . . .	1	1	Cataracta	11	4
Rheuma . . .	76	27	Lupus	4	—	Pterygium	146	60
Paralysis . . .	5	—	Anthrax . . .	1	—	Entropium . . .	70	58
Haematemesis	2	1	Scabies . . .	183	58	Ectropium . . .	35	10

Eine traurige Berühmtheit hat sich Tschusan im ersten chinesischen Kriege durch die Geschichte des 26. oder Cameronian-Regimentes, welches die Besatzung von Tinghai bildete, erworben.*) Das Regiment verliess im Februar 1840 Indien und erreichte wohlbehalten, 904 Mann stark, am 4. Juli Tinghai. Am 5. landeten die Mannschaften und schlugen innerhalb der Stadtmauern, $1\frac{1}{2}$ Meile von der Seeküste ab, auf einem steilen Hügel ein Zeltlager auf. Bei der grossen Hitze wurden die Leute doch nur wenig geschont, mussten viel exerciren und sonstigen Dienst verrichten, lebten eine ganze Zeit lang nur von dem mitgenommenen Salzproviant, und ertrugen hauptsächlich dadurch viel Beschwerden, dass kein von Eingebornen gebildetes Traincorps vorhanden war. Schon nach 6 Wochen war das ganze Regiment fast nur noch eine Menge sterbender Soldaten zu nennen; man verlegte das Lager auf einen andern Platz innerhalb der Stadt im September, wo schon 400 Kranke auf den Listen standen. Im October starben 84 Mann, im November fast eben so viel; man dachte nun an eine Einschiffung, konnte aber nicht gleich Transportschiffe genug beschaffen. Man schaffte zunächst einen Theil der Kranken, 260 Mann, nach Manila; die Seereise hatte aber nicht den gehofften Erfolg, denn der grössere Theil derselben starb unterwegs. Am Ende

*) Chinese Repos. Vol. XII. 1843.

des Jahres waren nur noch 273 Mann in Tschusan übrig und von denen noch 163 schwer krank. Die Officiere, die sich besser verpflegen konnten und weniger Strapazen unterworfen waren, litten verhältnissmässig weniger von Krankheiten; nur einer starb. Ein Jahr nach der ersten Landung waren von dem ganzen schönen Regimente nur noch etwa 100 Mann übrig, 800 waren dem Klima Tschusan's zum Opfer gefallen. Seit dieser traurigen Lehre haben die Engländer den Tschusan-Archipel wie eine Pesthöhle gemieden und nie wieder den Versuch gemacht, sich hier festzusetzen. Auch von den Missionaren scheint der Archipel, seit dem Lockhart das Hospital geschlossen, nicht wieder besucht worden zu sein und man hat nichts weiter von dorther vernommen.

Ningpo liefert leider nur ein sehr dürftiges Material für die uns interessirenden Fragen. Es wurde im November 1843 hier zwar ein Hospital unter Dr. Mac Gowen's Leitung eröffnet; aber es scheint aus den wenigen Berichten über dieses Institut hinlänglich hervorzugehen, dass theils Differenzen über die Principien, die Verwaltung etc., theils Geldverlegenheiten ein rechtes Emporblühen dieses Hospitals verhinderten. Man findet es alle Augenblicke einmal auf Monate geschlossen, dann wieder offen, dann brennt es einmal wieder ab, alle Berichte verbrennen mit — kurz es ist nur ein halbes Werk. Was über Ningpo nun zu berichten ist, läuft ungefähr auf Folgendes hinaus. Die Stadt liegt am Zusammenfluss zweier Ströme des Tahiah und eines Nebenflusses, Tsz'kih, fast im Centrum einer grossen alluvialen Ebene, die 12—15 engl. Meilen breit, und 20—25 lang ist. Canäle durchschneiden diese Ebene nach allen Richtungen hin. Die Berge, welche am Ausfluss des Tahiah bei der Stadt Tschinhai sich ziemlich dicht neben dem Fluss hinziehen, weichen allmählig weiter herauf immer mehr vom Fluss zurück, und malerische Thäler öffnen sich zwischen ihnen nach der Ebene hinaus. Die Ufer selbst sind ganz flach und mit Eishäusern besetzt, in denen nach einer alten Vorschrift immer für 3 Jahre Eis vorräthig sein soll. Die Stadt selbst, 12 Meilen vom Ufer der See entfernt, enthielt 1843 etwa eine ¼ Million Seelen und eben so viel wurden in der Ebene umher gerechnet. 1858 wurde die Einwohnerzahl auch noch nicht grösser als 250,000 Seelen gerechnet. Der Umfang der Stadt ist 5 engl. Meilen. Die Europäer leben nicht in der Stadt, sondern auf dem andern Ufer des Stromes in einer wohlangelegten und gut bebauten Niederlassung, deren Charakter sich von dem der Settlements in Shanghai u. s. w. nicht bedeutend unterscheidet. Die 10—12 Meilen entfernten Berge sind 1200—1500 Fuss hoch, und von felsigen Schluchten und engen Thälern durchklüftet. Die steilen Abhänge sind, wo sie der Cultur unterworfen sind, mit Laub- und Nadelholz bewachsen; die meisten aber sind terrassirt und zu fruchtbaren Reisfeldern umgewandelt, denen zahlreiche imposante Wasserfälle ihren unentbehrlichen Wasserbedarf zuführen. Nichts fällt hier so sehr auf, als der Unterschied zwischen den Bewohnern dieser Berge und denen der Ebene; jene kräftige, wohl entwickelte und von Gesundheit strotzende Leute. diese schlanke, schlaffe, kränklich aussehende verweichlichte Thal- und Ebenen-Bewohner. Die Lebensweise der Eingebornen ist, trotz des Rufes, den Ningpo unter den Chinesen selbst als Ort, an dem Kunst, Wissenschaften und Lebensverfeinerung gepflegt werden, geniesst, eine schmutzige zu nennen. Trotzdem und trotz der sonst als besonders schädlich bezeichneten hier heimischen Sitte, die Todten über der Erde in Sand- und Steinhaufen oder auch ohne weitere Bedeckung als Sarg und Matten, beizusetzen, scheint die Ebene von Ningpo ziemlich frei zu sein von gesundheitsfeindlichen Einflüssen. Das Klima ist freilich ein sehr wechselndes, wie es die Lage auf der Ostküste grosser Continente bedingt; der Winter ist der von Paris, der Sommer der von Calcutta. Die localen Fieber sind mild. Diarrhöen, Dysenterie und Rheumatismus befallen besonders Fremde, aber bedeutend seltener als in anderen Häfen des Ostens*) und eine Zeitlang galt Ningpo als Sanatorium für Patienten aus dem Süden und von Shanghai. Lungenleiden ist selten und Phthisis ist in Ningpo

*) Ein paar Stunden Segeln in offener See oder im Tschusan-Archipel pflegt gewöhnlich schon die Diarrhöen zu heilen. Mac Gow. Chin Repos. 1848.

unter den Eingebornen ein Fremdling. Variola herrschte bei der ersten Ankunft Mac Cowen's noch im hohen Grade und verursachte viele Erblindungen; Vaccination war noch nicht eingeführt, scheint aber in kurzer Zeit so allgemeine Aufnahme gefunden zu haben, dass schon ein Bericht vom Jahre 1848 keine Variola-Fälle mehr aufführt. Das weibliche Geschlecht über 30 Jahre alt, leidet an einer Art von Alopecie, die in der eigenthümlichen Haartracht der Weiber von ganz Tschekiang begründet zu sein scheint, denn das übrige Haar bleibt bis in die fünfziger Jahre schwarz. Haut- und Augenkrankheiten sind wie überall hier hervortretende Züge unter den Krankheitsberichten. Die Frequenz des Hospitales ist im Ganzen keine bedeutende; von den 3 uns vorliegenden Rapporten weist der erste, über die Zeit vom November 1843 bis September 1845, 1737 Patienten nach, ein zweiter, vom Jahre 1847, 1970, ein dritter, vom Jahre 1848, 4784. Aus einem Bericht über das 17. und 18. Meeting der medical missionary society of China ersehen wir später noch einmal, dass 1854, 55 und 56 noch Berichte über Ningpo veröffentlicht worden sind.*) Leider konnten dieselben nicht aufgetrieben werden, und es bleibt hier eine grosse Lücke offen.

Folgendes sind die numerischen Verhältnisse der hervorstechendsten Krankheitsformen im Jahre 1848:

---

1) Neuerdings ist mir noch ein Bericht für 1856—57 über Ningpo zugegangen, woraus hervorgeht, dass in diesen Jahren noch 1528 Patienten behandelt wurden, dass aber zugleich Dr. Mac Gowen sein Hospital geschlossen habe und diesen Bericht als seinen letzten bezeichnen müsse. Die chinesische Evangelisations-Gesellschaft wird ein neues Hospital in Ningpo eröffnen.

Krankheiten.	1848	Krankheiten.	1848	Krankheiten.	1848
Intermittens . .	453	Psoriasis . . .	41	Conjunct. catarrh.	1174
Dysenterie . .	15	Porrigo . . .	198	Conjunct. granulosa	17
Diarrhoea . . .	83	Herpes . . .	33	Keratitis . . .	95
Icterus . . .	15	Lichen u. Urticaria	56	Leucoma . . .	253
Hepatitis . . .	18	Eczema . . .	20	Staphyloma . .	14
Bronchitis . .	92	Impetigo . . .	22	Iritis	9
Asthma (?) . .	47	Scabies . . .	409	Cataracta . . .	5
Pneumonie . .	11	Elephantiasis .	0	Amaurosis . .	0
Rheuma . . .	154			Entropium . .	216
Dyspepsia . .	73			Ectropium . .	0
Hämorrhois . .	28			Pterygium . . .	82
Lepra	10			.	

Futschau, die bedeutendste Stadt der Provinz Fohkien, steht auf dem nördlichen Ufer des Min-Flusses, in 26° 5′ NB. und 110° 19′ OL. Die Entfernung vom Ankerplatz der Seeschiffe beträgt 9 engl. Meilen. Futschau ist eine Stadt ersten Ranges, umgeben von einer 6 Meilen langen Mauer, und wegen des hügeligen Terrains sehr unregelmässig erbaut. Die Bevölkerung ist eine sehr dichte und besteht zum grossen Theile aus reinen Mantschu's, die streng getrennt von den Chinesen leben und wohnen. Neben grossem Reichthum ist hier das tiefste Elend und Laster zu Hause; unter der zahlreichen auf Böten und Flössen lebenden Bevölkerung ist ein grosser und gewaltsamer Haufen von Räubern und Piraten eingenistet. Ueberhaupt sind die Eingeborenen die stärksten und kräftigsten der chinesischen Race, von gesunder und abgehärteter Constitution, dabei mürrisch, streitsüchtig und höchst schwierig zu behandeln. Das Land umher ist reich und fruchtbar; in nicht grosser Entfernung steigt eine, halbmondförmig die wellige Ebene einschliessende Bergkette bis zu 2000 Fuss empor, bis zu deren Fuss die Cultur des Bodens reicht, während sie selbst dicht bewaldet ist. Die ausgedehnten Vorstädte erstrecken sich längs des Flusses beiderseits bis auf 3 Meilen hinaus, und sind durch eine Brücke, die auf einer in der Mitte des Flusses gelegenen Insel sich stützt, mit einander verbunden. Die Consulate und Wohnungen der Fremden liegen ausserhalb und südlich von der Stadt.

Von klimatologischen und nosologischen Vorkommnissen in Futschau sind wir, bei dem Mangel eines Missionshospitales daselbst, gar nicht im Geringsten unterrichtet. Nur so viel hat man in Erfahrung gebracht, dass Aussatz in Futschau sehr verbreitet ist und dass die daran Erkrankten in vier grossen Leproserien verpflegt und gefüttert werden; unter keinen Umständen dürfen sie umhergehen und betteln. Es sollen über 1000 Kranke in diesen Anstalten vorhanden sein. Die Abgeschlossenheit dieser Unglücklichen und ihr Loos überhaupt ist ein so hartes und strenges, dass man von Beispielen erzählt, wo Lepröse, um ihre Familie nicht anzustecken und der Einsperrung zu entgehen, sich lebendig begraben oder verbrennen liessen. Ueberhaupt werden die Leichen aller Leprösen verbrannt. Weiter den Min hinauf entledigt man sich auf eine noch einfachere Weise der Leprösen auf die Art, dass man ihnen ein kleines Boot giebt, sie mit etwas Reis und Brennholz versieht und sie nun ohne weitere Umstände den Fluss hinuntertreiben lässt, wo dann das Schicksal für sie sorgen mag, denn Niemand wagt es sich diesem schon äusserlich gekennzeichneten Bote zu nahen, viel weniger denn dem unfreiwilligen Schiffer Hülfe und Beistand zu leisten.

Amoy, Haupthandelsplatz der Provinz, liegt auf 24° 27′ NB. und 118° 19′ OL. auf einer kleinen Insel, die ungefähr 22 engl. Meilen Umfang hat, und den nördlichen Theil einer grossen Bai zwischen Tschinha-Point und Hu-e-tau-Point ausfüllt. Die Stadt steht auf dem südwestlichen Theil dieser Insel, gegenüber einer andern kleinen Insel Kulangzsiu. Der grösste Theil des Bodens der Insel besteht aus Granit, der von einer verwitterten und ausgeschlemmten Schicht dieser selben Felsart verdeckt wird; an einigen Stellen bedeckt aufgewehter Seesand den Boden weiter Binnenlands hinein. Die Stadt selbst erhebt sich sehr wenig über den Spiegel der See und ihre äussersten Häuser gehen bis an den Rand des Wassers hinunter. Die Höhe der Bergkette auf dieser

Seite der Insel beträgt nicht über 600 Fuss; sie sind steil, nackt, mit grossen erratischen Granitblöcken hie und da bedeckt.

Ueber die Klimatologie von Amoy ist uns nichts bekannt geworden und auch die Berichte der ersten Missionsärzte schweigen hierüber gänzlich. Seit 1842 sind Missionare und Aerzte hier in Thätigkeit gewesen und haben mehrere Berichte über dieselbe veröffentlicht. Leider sind dieselben bald wieder eingestellt worden und ich habe nur die Berichte für 1844—45 und 1845—46 erhalten können. Aus diesen geht Folgendes als etwa das Wichtigste hervor. Von den Patienten, die sich an die Häfte der Europäer wandten, waren ein Drittheil fast Augenkranke; $\frac{1}{7}$ etwa litten an Krankheiten der Athemwerkzeuge, von denen besonders Asthma bei 12—15 jährigen Knaben sehr häufig ist. Nächst Augenleiden sind Magenbeschwerden, veranlasst durch den reichlichen Genuss von gesalzenen Fischen, saueren vegetabilischen Preserven, Opiumrauchen und Theetrinken, die zahlreichste Classe mit meist atonischem Charakter. Das erste Mal tritt uns hier Syphilis häufig entgegen, die in den bisher besprochenen Plätzen zu den Seltenheiten in der Hospitalpraxis gehörte; hier sind 89 Fälle von Syphilis und 19 von Blennorrhagie erwähnt. Malaria, Dysenterie etc. sind grosse Seltenheiten bei den Eingebornen, Hautkrankheiten ausser Scabies auch nur wenige beobachtet. Unter den Augenkrankheiten ist Iritis auffällig häufig vorgekommen, ebenso Keratitis, während Entropium und Pterygium selten sind und Ectropium gar nicht beobachtet wurde. Wirkliche Arthritis, in den meisten Fällen Podagra, finden wir hier zum ersten Male als bei den Chinesen vorkommend erwähnt; auch hier prädisponirt reichlicher Spirituosengenuss zu dieser Krankheit.

Krankheiten.	1844-45	1845-46	Krankheiten.	1844-45	1845-46	Krankheiten.	1844-45	1845-46
Bronchitis . .	178	31	Eczema	11	9	Conjunctivitis catarrh.	233	163
Asthma . . .	60	12	Herpes	8	6	„ granulosa.	16	2
Angina pectoris	6		Prurigo	3	5	„ gonorrhoica.	1	3
Gastrodynia .	247	81	Ecthyma	3	4	Keratitis . . .	101	80
Dyspepsia . .	68	7	Favus		3	Leucoma	38	14
Dysenteria . .	2	10	Impetigo	2	2	Iritis	19	56
Icterus . . .	9	4	Psoriasis	4	2	Cataracta . . .	5	—
Intermittens .	16	82	Erysipelas . . .	3	2	Entropium . . .	5	8
Syphilis I. . . et II. . .	12 77	90	Lichen	3	1	Amaurosis . . .	4	
Blennorrhagia	19	12	Lupus	—	1	Keratitis ulcer. . .	7	—
Rheuma . . .	76	16	Pityriasis	—	1	Pannus	3	11
Lepra	5		Zoster	1	—	Pterygium	26	9
Arthritis . . .	—	6	Scabies	112	60	Blephadenitis . .	68	17
			Total der Hautkrankheiten.	175	104	Total der Augenkrankheiten.	571	339

Die Gesammtzahl der Behandelten des ersten Rapportes weist 1862, die des zweiten 950 auf. Alle Unheilbaren, alle unregelmässigen Besucher und alle solche, mit denen aus Mangel an Pflege, Mitteln etc. keine ordentliche Cur vorgenommen werden konnte, sind ausgelassen. Von den 90 Syphilisfällen der 2. Rubrik ist noch zu bemerken, dass 46 Exantheme waren und dass merkwürdiger Weise noch bei keinem Chinesen syphilitische Ulcerationen des Pharynx und Larynx hier beobachtet worden sind.

Von Cholera, die im Jahre 1842 in Amoy epidemisch auftrat,

ist nichts in diesen beiden Rapporten berichtet. Sie trat hier am 25. Juni zuerst unter den im Hafen liegenden Besatzungen der Kriegs- und Transportschiffe der Engländer auf.*)

Es starben von diesen verhältnissmässig nur wenige und besonders hervorgehoben wurde, dass kein einziger Sepoy, aus denen einzelne Regimenter und Traincorps bestanden, erkrankte. In der Stadt selbst wüthete die Seuche viel heftiger. Sie erreichte in Bezug auf die Localität zwei Höhenpunkte, wo dann täglich mehr als 100 Todesfälle, meist schon nach 15—20 Minuten Dauer des Anfalles, eintraten.

Cholera hat China überhaupt schon öfters und schwer heimgesucht.**) Sie ist bei den Chinesen unter der Bezeichnung: „plötzliches Vomiren und Purgiren durcheinander" schon seit 1820 bekannt. Sie kennen verschiedene Formen derselben, z. B. „Trocknes Würgen" (Ch. sicca), „Beugung der Füsse wie ein gespannter Bogen und Schneiden der Gedärme", oder Contractionen der Füsse und Sehnen" (Ch. spasmodica) u. s. w. Der chinesische Arzt Tschang in Ningpo hat die Cholera zuerst im Jahre 1820 beobachtet und beschrieben. Nach ihm kam die Krankheit durch eine Dschunke aus Siam nach Fohkien, von dort nach Canton, Keangszi, Tschekiang und nördlich bis Petschili, wo sie ziemlich unbedeutend war und bald erlosch. 1820 starben in Ningpo 2000 Personen an Cholera; in den nächsten zwei Jahren erschien sie daselbst jedesmal wieder mit Eintritt der heissen Jahreszeit und raffte im Ganzen 10,000 Opfer fort. Nach 8 Jahren Pause trat sie wieder in Ningpo auf, aber weniger heftig als früher.

Die Beobachtungen lehrten, dass meistens nur arme Leute, und zwar mehr Männer befallen wurden. Kein Handwerk erfreute sich etwa einer Ausnahme, wohl aber das höhere Alter, Siebziger blieben frei. 1842 sollen in Tinghai besonders junge Mädchen befallen worden sein; Priester und Nonnen blieben durch die Gunst der Götter oder durch ihre Enthaltsamkeit in Essen und Trinken ganz frei. Aus nicht aufgeklärten Ursachen wurden ganze Districte von der Epidemie übersprungen. Tschang giebt weiter eine recht gute Beschreibung der Symptome, handelt über die Prognose und

*) Chin. Repos. Vol. XII. Journal of Occurrences.

**) C. Milne, Notices of Asiatic Cholera in China, Ningpo 1843.

erwähnt bei der Therapie, dass nur von Fällen im frühsten Stadium Heilung zu erwarten sei und zwar bei Anwendung von Acupunctur und Cauterisation der untern Extremitäten etwa bei 20%.

Das Hospital in Amoy scheint sich nur einer sehr kurzen Lebensdauer erfreut zu haben; es fehlen wenigstens darüber seit 1847 alle Nachrichten.

Canton, China's dritte Hauptstadt und Hauptstadt der Provinz Kwantung, liegt auf dem linken Ufer des Perlflusses, auf 23° 6′ NB. und 113° 15′ OL., also die nördlichste und westlichste der um die Mündung dieses schönen und malerischen Flusses gelegenen drei rivalisirenden Städte. Die etwas wellige Ebene, in welcher Canton liegt, wird gegen NO. hin von Pak-wan (weissen Wolken-) Bergen, gegen SO. hin von 3—4000 Fuss hohen Gebirgen abgegrenzt, während sie gegen Westen und Norden hin sich in ein unabsehbares reich cultvirtes und dicht bevölkertes Terrain ausdehnt. Die Beschaffenheit des Bodens, auf welchem die Stadt und ihre Vorstädte ruhen, ist eine sehr wechselnde. Offenbar ist die Grundlage des ganzen grossen Thalkessels dieselbe, wie das Gestein der den Kessel einschliessenden Gebirge, Trapp, Granit und Hornblende. Ueber diesen bis zu den verschiedensten Höhen reichenden Massen liegt ein verschieden hohes, reiches Alluvial-Depositum, theils eine Gabe des Flusses und seiner Ueberschwemmungen, theils von den Bergen durch Regen und Quellen herabgespült. Noch täglich werden dem Fluss neue Schlammmassen abgerungen und zur Erhöhung des Terrains in seinem ganzen Verlaufe benutzt. So trifft man denn mitten in der Stadt oder dicht an ihrer Grenzmauer grosse Gesteinsmassen aus der Erde hervorragend, zu Fundamenten von Häusern, Tempeln, Pagoden, Befestigungen etc. benutzt. Auch in der auf dem rechten Ufer des Perlflusses gelegenen Vorstadt Honon (eigentlich nur Name der Insel, auf welcher sie liegt,) trifft man diese kleinen Felsparthien überall an und die Ebene dahinter ist überall mit grösseren Felsklumpen bedeckt, die von Klöstern und Tempeln in Besitz genommen und geschmackvoll mit Hainen von Cedern, Bambus etc. bepflanzt sind. Dass der Boden dieser ganzen Gegend noch jetzt von vulcanischen Kräften agitirt wird, zeigen die mehrfach in der Umgegend aufgefundenen heissen Quellen, theils schwefelhaltig, theils schwefelfrei. Jene Quellen liegen im District Sanon, zwischen der Stadt Sankeaou und dem Berge Yong-toischan mitten zwischen Reisfeldern, schon weithin sichtbar durch den von ihnen aufsteigenden Dampf. Ihre Temperatur ist verschieden, je nach den Jahreszeiten und auch in den einzelnen Quellen. Die heisseste von ihnen bleibt immer sehr heiss und zeigte bei einer Messung 43° C. Dicht bei dieser ist ein künstliches Bassin, welches als Badewanne dient. Bei Hautkrankheiten steht diese Quelle bei den Chinesen in Ruf. Schwefel schlägt sich als feines Pulver aus dieser Quelle nieder.

Von den schwefelfreien Thermen sind die von Jongmak berühmt. Sie liegen etwa 20 engl. Meilen NNW. von Macao auf der Insel Hiangschau, in einem Thale von beträchtlicher Ausdehnung, eingeschlossen von hohen Bergen, deren ganzes Aussehen in Verbindung mit der Existenz jener Quellen zu der Meinung Veranlassung gegeben haben, dass das ganze Thal ein eingesunkener vulcanischer Krater sei. Auch hier verrathen die Wasserdämpfe und ein eigenthümlicher mineralischer Geruch schon von Ferne die Existenz der Thermen. Der Raum, über welchen die Quellen vertheilt sind, beträgt 90—100 Quadratfuss; überall steigt Dampf hier hervor und der Boden zittert und schüttert unter den Füssen. Versuche der chinesischen Anwohner, die hier und da entstehenden Pfuhle zuzuschütten, halfen nie etwas. Die grösste Quelle hat etwa 10 Fuss im Durchmesser, ohne bedeutende Tiefe; durch die Schlammschicht des Bodens kocht das Wasser empor und läuft dann aus dem Pfuhl in einen Canal ab. Die Temperatur der Quellen ist sehr variabel; in der Mitte der einen Quelle war das Thermometer 63° C., an anderen Orten 52°; 56°. Reis und Eier kochen darin in kurzer Zeit gar. Das Wasser ist ganz klar, schmeckt salzig und nicht bitter und wurde schon von Dr. Pearson mit Erfolg bei Hautkrankheiten angewendet. Der dunkle, mit metallisch-glänzenden Theilchen durchmischte Schlamm des Bodens ist sehr weich und dünnflüssig; auf 180 Fuss Tiefe konnte man noch auf keinen Widerstand stossen. Das merkwürdigste bei diesen Quellen ist aber, dass sie mit der Ebbe und Fluth ihren Stand verändern und somit offenbar durch unterirdische Canäle mit der See zusammenhängen; so stehen z. B. die Spiegel 2 Stunden vor Hochwasser noch 8—10 Zoll unter ihrem höchsten Stand. Dabei ist es interessant aus der Analyse*) zu ersehen, dass dieses Wasser sich vom Wasser des nur einige Schritt davon fliessenden See-Armes durch die Abwesenheit jeder Spur von Chlor-Magnesia, wie schon der Mangel der Bitterkeit zeigt, unterscheidet. Die Analysen haben Folgendes ergeben: In 24 Unzen sind enthalten 90,34 Gr. krystallisirter Salzarten, von denen 23,84 Gr. Krystallwasser abzuziehen, und somit 66, 50 Gran feuerbeständiger Salze bleiben. Von diesen sind Chlornatrium 43,64

Chlornatrium	43,64
Natronsulfat	12,25
Kalkchlorid	9,95
Gew. Verl.	0,66
	66,50

Im Vergleich zum Seewasser aus dem nahen Arme der See stellt sich Folgendes heraus:

	10,000 Gr. Wasser enthalten in Yongmak	im Seewasser.
Chlornatr.	45,89	220,01
Natronsulfat	25,41	33,16
Chlormagnes.	00,00	42,08
Chlorcalcium	10,53	7,84
	81,03	303,09.

Der Gehalt an Chlorcalcium ist jedenfalls neben dem von Kochsalz ein Hauptgrund der Wirksamkeit der Thermen bei scrophulösen und ähnlichen Hautleiden.

Von sonstigen Eigenschaften des Bodens, auf welchem Canton ruht, lässt sich vorläufig noch nicht viel berichten. Zu den bemerkenswertheren Vorkommnissen gehört es, dass in nicht allzu grosser Ferne von Canton Silberminen und Eisenwerke vorkommen. Jene liegen bei Schan-Jin, im Tschinping-District (24° 29′ N.) und Le-Schuwan im Fungschun-District, bei Taho im Tapuh-District

*) Von Dr. Harland in Transit. of Ch. B. of the Royal Asiat. Vol. I. Pag. 20.

(24° 40′ NB. 116° 43′ OL.) u. s. w. Sie liegen längs einer zwischen 24° und 27° NB. sich hinziehenden Gebirgskette, die von dem mächtigen Küenlün nach SO. sich bis zum Meeresufer hin erstreckt. An Eisen ist Kwantung die reichste Provinz. Es wird in mehr als 20 verschiedenen Districten gefunden und bearbeitet. Fast ganz China wird von Futsan in Kwantung, dem Birmingham China's, mit Eisenmanufacturen versehen.

Die Bewässerung Canton's ist in doppelter Hinsicht eine sehr ausgedehnte und einflussreiche, weil erstlich viele kleinere Fluss-Arme sich zwischen der City und den Vorstädten hinziehen, theils auch Canäle zur leichteren Communication mit Gütern und Waaren angelegt sind, theils auch in den grossen prachtvollen Parks der Reichen sich Seen und Teiche befinden, zweitens aber, weil man die Bevölkerung Canton's, die auf dem Wasser lebt, auf 300,000 Seelen schätzt. Die Fahrzeuge dieser Bevölkerung, oft 20—30 Stück tief in den Reihen, bedecken einige Quadratmeilen Wassers und verhalten sich ganz ebenso wie die feststehenden Steingebäude des Landes. Ambulante Krämer in Böten sorgen für die Befriedigung der Bedürfnisse dieser Stadt, Märkte werden hier abgehalten, Spaziergänge über die Planken von einem Boot zum andern unternommen.

Die ganze Bevölkerung der schwimmenden Stadt trinkt dies Flusswasser, kocht damit, wirft seinen Unrath hinein u. s. w. Die festen Stadttheile haben grösstentheils Brunnen, die ein gutes und reichliches Trinkwasser liefern. Auf Honan mussten die Fremden, nach Niederbrennung der Factoreien, auch Flusswasser (mit Alaun gereinigt) gebrauchen. Da der Perlfluss aber sehr reissende Strömungen hat und reichlichen Zufluss von oben erhält, so erscheint sein Wasser noch immer ziemlich rein und geniessbar und ist gegen das Peihowasser krystallklar zu nennen.

Das Klima Canton's wird sehr modificirt durch die zwischen ihm und der offenen See eingeschobenen Bergketten; besonders während des NO.-Monsuns unterscheidet sich Canton von dem nahen Hongkong bedeutend; es schneit dann und wann in Canton, in Hongkong niemals; der Sommer, während des SW.-Monsuns, ist wieder kühler und angenehmer als der von Hongkong, dem ein hoher Bergrücken jeden Luftstrom abschneidet. Aus diesen Gründen wird Canton von den Residenten Hongkongs für ein gesünderer und zur Erholung von Krankheiten und Arbeiten geeigneterer Platz gehalten als selbst Macao, wo während 4 Monate die Durchschnitts-Temperatur nicht unter $28^1/_4{}^0$ C. sinkt, während sie in Canton nur einen Monat hindurch $28^1/_4{}^0$ erreicht. Die Durchschnitts-Monats-Temperaturen für Canton sind folgende:

Januar + 11°,25, Februar 12°,75, März 17°,00, April 20°,62, Mai 25°,00, Juni 27°,15, Juli 28°,30, August 27°,75, September 26°,60, October 23°,00, November 18°,50, December 14°,00.]

Ueber genauere Beobachtungen des atmosphärischen Niederschlages etc. habe ich nichts in Erfahrung bringen können. Was sonstige locale Eigenthümlichkeiten betrifft, so weicht Canton darin in nichts von anderen chinesischen Städten ab; es ist hier mehr Reichthum als in den übrigen Städten, die Wohnungen sind comfortabler, die Strassen lebhafter, die Läden prächtiger, aber dafür ist Armuth, Unglück, Laster und Krankheit auch um so grösser, der Charakter des grossen Haufens ein um so bösartigerer und nichtsnutzigerer. Man möchte hier wirklich an der Bildungsfähigkeit der menschlichen und besonders der chinesischen Race verzweifeln, wenn man sieht, wie trotz aller Bemühungen der fremden Kaufleute, Missionäre und Aerzte, den Chinesen Gutes zu erweisen, sie ihre höhere moralische Macht und Intelligenz fühlen zu lassen, sie gratis zu heilen, zu belehren, zu erziehen u. s. w., doch der grosse Haufe noch immer bereit ist, über ihre fremden Wohlthäter herzufallen und sie nieder zu machen. Nur die äusserste militärische Strenge und erbarmungsloses Dreinhauen und Niederstossen konnte der alliirten Occupations-Armee Ruhe vor Meuchelmord, Raub und Brand verschaffen. Dr. Hobson erzählt in einem seiner Rapporte, dass die Leute ihn im Hospital, wenn sie seine Hülfe brauchen, „Meister“ oder „ehrwürdiger Lehrer“ stylisiren; wenn dieselben Personen ihm aber auf der Strasse oder dem Flusse begegnen, so rufen sie ihm einen „fremden Teufel, dessen Kopf man abschneiden müsste“ nach. Diese Anekdote ist vollständig charakteristisch für den Cantonesen.

Was nun unsere Hospitäler hier gewirkt haben und was aus ihren Berichten wissenswerth erscheint, soll in Folgendem mitgetheilt werden.

Nach Eröffnung des Ophthalmic-Hospital, am 4. November 1835, nahm die Frequenz desselben bald einen einflussreichen Charakter an. Im ersten Quartal waren 925 Patienten behandelt, im 2. 358, im 3. 390, im 4. 426.

Vom 4. November 1836 bis 31. December 1837 aufgenommen 2423 Fälle, wobei in Anklang zu bringen ist, dass 3 Monate lang das Hospital geschlossen blieb.

Vom 1. Januar bis 31. December 1838 aufgenommen 1530 Fälle, während vom Juli bis September das Hospital in Cantón geschlossen und das in Macao geöffnet blieb.

1839, wo die Unruhen anfingen; nur 813 Fälle. Das Haus wurde zugleich allgemeines Hospital für alle Arten von Krankheiten.

1840 vom Januar bis Juni offen, 839 Fälle.

1842, November bis 1843 December, nach längerer Schliessung wieder offen, 3501 Fälle, darunter 1407 Augenkranke.

1844, Januar bis Juli 1845, 4006 Fälle.

1845 Juli bis December 1847, 8247 Fälle. Im letztern Jahre (Juli) wurde zum ersten Male in China Aethernarkose angewendet.

1848: 3663 Fälle, 1849: 4341.

Bis hierher habe ich regelmässige Berichte erhalten können. Späterhin fehlen mir dieselben bis 1854, und von hier kann ich auch nur aus den Reports of annual meetings of the medical miss. Soc. anführen, dass 1854: 2243, 1855: 9946, 1856: 10,050, 1859: 13,186 behandelt wurden. Ausser dem Hospital war aber auch noch eine Dispensary für die Medical Missonary Society thätig gewesen und auch hier waren alljährlich zahlreiche Patienten in Behandlung gewesen.

Das Hospital der Londoner Missions-Gesellschaft, gegründet 1848, und mehr bekannt als das „Hospital von Kumlifau“ existirt seit dem neben dem andern in blühendem Zustande fort und steht augenblicklich unter der Leitung eines eingebornen, aber in Edinburg geschulten und promovirten Arztes, Dr. Wong Fun. Aus der Feder dieses praktisch und theoretisch tüchtig durchgebildeten Collegen werden wir hoffentlich bald zahlreichere und eingehendere Beobachtungen erhalten, als wir sie hier vorläufig zu bieten im Stande sind. Ich führe im Folgenden die hauptsächlichsten Erkrankungsformen in tabellarischer Form und beginne mit den Augenkrankheiten.

Nomina morborum.	1835-1836	1836-1837	1838	1839	1840	1842-1843	1844-1845	1845-1847	1848	1849
Ophth. catarrh . .	219	397	366	117	192	608	1297	1998	830	712
„ blennorrh .	59	52	20	8	6	59	20	45	5	11
„ granulosa .	—	188	70	20	—	57	36	37	15	73
Keratitis	—	—	—	—	—	40	11	—	—	1
Ulcer. Corneae . .	66	23	14	4	1	24	21	—	20	9
Obscur. Corneae .	134	58	111	39	42	324	416	941	361	439
Staphyl. Corneae .	87	99	20	8	11	78	51	141	56	58
Iritis	40	13	11	13	8	28	11	19	4	6
Cataracta . . .	160	222	128	27	35	208	198	329	117	114
Glaucoma . . .	7	2	3	3	1	24	12	—	2	—
Amaurosis . . .	100	60	32	22	17	71	57	136	64	78
Nyctalopie . . .	2	2	1	—	—	1	—	—	—	1
Entropium . . .	164	355	220	32	57	346	449	762	282	263
Ectropium . . .	6	5	1	2	9	3	4	5	—	9
Pterygium . . .	100	171	82	27	29	175	257	456	144	143
Ophth. strumosa. .	—	—	—	—	—	3	20	2	1	—
Hemeralopie . . .	9	5	3	2	—	—	—	—	—	—

Die folgende Uebersicht enthält die hauptsächlichsten allgemeinen Erkrankungsformen, und zwar wegen der durch die anfängliche Bestimmung des Hospitals nur sehr geringen Zahl von innerlichen Krankheiten, die ganze Summe der Fälle vom Jahre 1835 bis 1849:

Nomina morborum.	Zahl.	Nomina morborum.	Zahl.	Nomina morborum.	Zahl.
Asthma . . .	33	Arthritis . . .	74	Epilepsie . . .	41
Bronchitis . .	405	Febr. interm. .	63	Diabet. mellit. .	1
Croup . . .	1	Lien tumefact. .	113	Phthisis . . .	7
Pneumonie . .	15	Lithiasis u. Calculi.	115	Morbilli (1849)	1
Scrophulosis . .	685	Hepatitis . . .	69	Diathes. strumos.	53
Rheuma . . .	913	Dysenterie . .	21		

An Geschwülsten ist Canton's Bevölkerung sehr productiv, productiver und reichhaltiger vielleicht als irgend eine andere der bekannten chinesischen Gemeinden. Im Verlauf jener 14 Jahre wurden folgende Formen und Zahlen beobachtet:

Carcin. fibr. utri.	5	Carcin. haem. alior. org.	18	Tumor cystici . .	89
„ „ testic.	12	Osteosarcom . .	9	Molluscum . . .	19
„ „ linguae.	5	Sarcom	176	Polyp. nasi . . .	58
„ „ alior. org.	49	Steatom	43	Ranula	13
Carcin. medullae .	59	Fibroid	1	Aneurismata . .	12
„ osteoid. .	1	Lipoma	5	Fungoid? . . .	17
„ haematod. bulbi	15	Tum. vascul. cavern.	4	Noli me tangere .	10

Hautkrankheiten sind in vielfachen Formen vertreten, aber nur wenige Formen überwiegen; die Bläschenausschläge sind selten, Knötchen- und Schuppen-Formen sind vorherrschend. Im erwähnten Zeitraum kamen zur Behandlung:

Herpes simpl. .	7	Ichthyosis . .	10	Vitiligo . . .	9
„ Zoster .	2	Acne	22	Prurigo . . .	9
Impetigo . . .	108	Lupus . . .	3	Scabies . . .	108
Lichen simpl. .	14	Keloid . . .	22	Favus	50
Lichen circin. .	338	Erysipelas . .	9		
Psoriasis . . .	70	Elephant. simpl.	46		

Die Berichte des ophthalmologischen Hospitals sind sehr mager und nur mit oberflächlichen Beobachtungen ausgefüllt. Bessere Berichte sind aus dem Hospital von Kumlifau hervorgegangen; ich folge den mir zugänglich gewordenen Berichten des Dr. Wong für 1858—59 und für 1859—60, hie und da auch aus früheren Schriften des Dr. Hobson noch etwas hinzufügend.

Die Krankheiten, welche täglich zur Behandlung kommen, sind

meist von chronischem Charakter: Ophthalmien, chronische und locale Rheumen, Catarrhe, Dyspepsien, bei Kindern Magen- und Darm-Reizungen; Neuralgien und Cephalaea, Geschwüre und Haut-Krankheiten, Hydrops, reguläre und irreguläre Malarialeiden (sehr selten und nur aus der Umgegend Canton's), endlich noch Hals-Drüsengeschwülste. Die Chinesen sind frei von vielen Krankheiten Europa's oder nur von deren chronischer Form afficirt. Von jener wichtigen Krankheitsgattung, die den europäischen Arzt so sehr interessirt, der Entzündung seröser Membranen und der von ihnen eingehüllten Organe, sind sie fast ganz frei. Hobson sah in vielen vielen Jahren nur einen Fall von Peritotinitis, nur 12 etwa von acuter Dysenterie, deren Seltenheiten schon obige Tabelle (21 Fälle in 14 Jahren) beweist. Idiopathische Pneumonien, ferner Meningiten, Endo- und Pericarditen, Enteritis, Renitis etc. sind fast gar nicht beobachtet worden. Bei Entzündungen der Schleimhäute leiden sie meist an deren chronischer Form; acute Gonorrhöen sind selten. Dagegen Scrophulose und Tuberculose häufig; jene herrscht wie bei uns auch meist unter der ärmeren und ländlichen Bevölkerung, wo es der aufwachsenden Generation an Luft, Licht und Fleischnahrung mangelt. Die ewigen unruhigen Zustände der Provinz, deren Heimsuchung durch Hakka- und Taiping-Banden, Zerstörung der Dörfer, Ernten und Viehheerden, rufen oft Hungerseuchen hervor, die sich nicht als Typhus, sondern als allgemeiner Marasmus mit scrophulösen Drüsengeschwülsten von enormem Umfange äusserte. Dieser Combination waren die zahlreichsten Fälle aller Patienten in den Jahren 1855—56 angehörig. Scrophulöse Gelenkdegenerationen, so prominent in europäischen Hospitälern, sind aber hier nicht so häufig oder wenigstens sehr modificirt. Sie sind fast alle sehr nachgiebiger Natur und leicht heilbar. Es scheint in der That, als wenn blos die Speenorial-Membranen ergriffen wären und die Knorpel ganz frei blieben.

Die Phthisis ist wie überall in den Tropen von unzugänglichem Charakter. Chinesen, Malayen, Siamesen, Indier, alle leiden daran und erliegen derselben meist immer, wenn gleich der Verlauf ein langsamerer ist als bei uns. Dr. Wong bemerkt ausdrücklich, dass hier die Hämoptisis kein so sicherer Vorläufer oder Symptom der Phthisis sei wie in England.

Die cancröse Diathese scheint in der chinesischen Constitution sich sehr selten heimisch zu machen, sie kommt entschieden seltener vor als in europäischen Constitutionen. So war auch in allen krebsigen Entartungen der Brüste der bösartige Charakter des Leidens sehr wenig prononcirt, der Fortgang langsamer und rief sehr geringe allgemeine Reaction hervor, so dass die eigenthümliche Cachexie in den meisten Fällen nicht bemerkbar war.

Die Paralyse der Chinesen ist charakterisirt durch die Häufigkeit der partiellen und localen Form, nur die Motilität oder Sensibilität der Finger, der Zehen, der Hand oder eines anderen Theiles der Arme oder Beine ist aufgehoben. Diese localen Varietäten sind denn auch der Behandlung leicht zugänglich mit Ausnahme der Flexoren-Paralyse des Knöchelgelenks und der Paralyse der Arme bei Kindern, die meist mit spontaner Schultergelenksluxation secundär begleitet ist. Apoplektische Paralysen sind seltener als langsame und allmählige Störung der Motilität. Neuralgien und besonders Cephalaea sind, wahrscheinlich als Folge des Opiumrauchens, ziemlich häufig. Logoneurosen, wie das phlegmatische Temperament und die mässigen Sitten der Chinesen schon von vorn herein schliessen lassen, sind selten. Die Missionäre haben nur sehr selten Wahnsinnige gefunden und auch Hobson sah im Verlauf von 8 Jahren nur 2 Fälle. Die Litteratur der Medicin, besonders der schon erwähnte „Goldne Spiegel" sind ganz leer beinah von Erwähnung des Wahnsinns. Man unterscheidet allerdings Idiotismus von erworbenem Wahnsinn, und theilt letztere wieder in Manie und Dementia, Kwang und Tien, sonst aber findet man nichts darüber ausführlicherer Art.

Canton erfreut sich einer grossen Immunität von Epidemien. Man könnte im Zweifel sein, ob man dies seiner enormen Bevölkerung, die alle nur irgendwie geniessbaren Ueberbleibsel animalischer und vegetabilischer Art zu benutzen versteht und, wie anderswo die Aasgeier und Schakale, die Stadt reinigt, zuschreiben soll, oder ob man die grosse und fleissige Cultur der Umgegend als Gegengrund anführen soll. Beide Umstände haben vieles für und vieles wider sich; genug, dass das Resultat im Allgemeinen ein befriedigendes ist. Continuirliche und intermittirende Fieber sind selten; Hobson sah sie fast nie. Nur zuweilen, in sehr heissen Sommern, zeigte sich nach ihm in der City ein „contagiöses Fieber mit virulentem Typus;" doch lässt er es ganz im Unklaren, ob dies ein wirklicher Typhus gewesen ist. Wong berichtet von einer Epidemie von Malariafieber,*) die im letzten Quartale 1858 in grosser Menge die Bevölkerung befiel, so allgemein während einer gewissen Zeit, dass fast jede Familie daran litt. Es war nicht auf Canton beschränkt, sondern herrschte besonders an Plätzen, die 70 bis 80 engl. Meilen entfernt waren. Die Zahl der Patienten belief sich auf 30—50, die täglich sich im Hospital einfanden. Aus Mangel an Chinin musste man zum Liq. arsenicalis greifen. Der Werth ersteren Mittels wird von den Chinesen sehr hoch geschätzt und man konnte zu jener Zeit täglich zahlreiche Mauerplacate mit Verkaufsanzeigen desselben in Canton finden. Seinen Werth im remittirenden Fieber kennen sie aber noch gar nicht und auch in den larvirten Formen halten sie noch immer die partiellen Erscheinungen, rheumatische und neuralgische Symptome, Gastralgien, Gefühl der Zuschnürung um den Thorax etc. für das Wesen der Sache und beschränken sich auf locale Applicationen.

Unter den fremden Residenten Canton's fand ich bei meinem Besuch, im September und October 1860, als dieselben noch ihre intermistischen Quartiere in den Godowns der Insel Honan, gegenüber den alten Factoreien, aufgeschlagen hatten, mancherlei Fälle von larvirter Malaria. Ganz ausnahmslos war das Gefühl einer schweren Last unter dem Sternum und ein Gefühl von Zusammenschnürung der Rippen hier vorherrschend, verschwand aber schon nach den ersten Dosen Chinin wie ein zerschmolzener Eisklumpen. Fast alle verdankten ihre Leiden der Anwesenheit eines Reis- oder Wassernuss-Feldes dicht unter den Fenstern ihrer Schlafzimmer und mussten daher zunächst diesen Platz meiden.

Cholera ist bekannt bei den Cantonesen, aber ein sehr seltnes Ereigniss; Hobson sah in seiner langen Praxis keinen einzigen Fall.

Variola ist noch immer hier und dort vorhanden, aber doch gegen früher sehr eingeschränkt. In der Stadt selbst wird noch immer zahlreich vaccinirt, während die Umgegend darin doch ziemlich vernachlässigt zu sein scheint; die meisten Pockenkranken kommen wenigstens aus dem flachen Lande. Es scheint aber auch die Vaccine an sich hier öfters zu degeneriren und ist daher stetige Zufuhr von Europa aus durchaus nöthig.

---

*) Report of the Miss. Hosp. at Kumlifau for the year 1858—59, Hongkong. Pag. 5.

Dass Geschwülste so häufig sind, schreibt Hobson weniger ihrer absolut grösseren Verbreitung, als dem Umstande zu, dass dieselben erst nach ihrem Heranwachsen zu einer auffälligen und lästigen Grösse zur Operation kommen. Wong beschreibt in seinen beiden Rapporten eine bei uns noch ganz unbekannte und auch in China seltene Geschwulst des Hodensackes unter dem Namen: „milky exsudation of the scrotum", milchiger Exsudatbildung im S. Der erste Fall war ein 28jähriger Landmann. Das hypertrophische Scrotum war tief herabhängend und mit einer grossen Zahl von Follikeln bedeckt, die bei Ruptur eine Menge milchiger Flüssigkeit entleerten. Die Consistenz des Fluidums ist verschieden; bei langer Retention dicklich, milchig, bei anhaltender Entleerung aber dünn und wässrig. Durch Bewegung, aufrechte Stellung und vermehrter Action der Muskelbündel wird die Secretion vermehrt; ruhige Lage, Anwendung von Kälte etc. vermindern sie. Nachts, ganz unabhängig von Bewegung, schwellen Scrotum, Testikel und Follikel periodisch an, während Hitze und prickelndes Gefühl diesen Vorgang einleitet und begleitet. Die Oeffnungen der Follikel können sich nicht verengen, selbst wenn starke Adstringentien angewendet werden, so dass oft grosse Säfteverluste entstehen, bis das Fluidum ganz erschöpft ist. Die Flüssigkeit enthält, nach mikroskopischer Analyse, keine Spermafäden, auch ist die secernirende Thätigkeit der Hoden qualitativ nicht beschränkt; nur der Säfteverlust schränkt sie etwas ein. Nach Aussage des Patienten trat diese Secretion vor zwei Jahren ein, während er auf dem Felde arbeitete, wiederholte sich ein oder mehrere Mal im Monat, bald einen Tassenkopf voll, bald mehr betragend. Schwindel und Schwächegefühl folgten der Entleerung. Patient war der einzige unter der Gemeinde, der daran litt. Die Follikel entwickelten sich erst ein Jahr nach der directen Transsudation durch die Haut und das Scrotum war dann noch in Grösse und Aussehen unverändert, so dass also die Follikel und die Hauthypertrophie nicht als die Ursache der Secretion eigentlich angesehen werden können. Nach vergeblicher Anwendung von Adstringentien wurde die vordere, mit Follikeln bedeckte Seite des Scrotum mit dem Messer entfernt und die übrige Haut straff über die Hoden festgezogen. Das Blut war sehr dünnflüssig und die Wunde heilte sehr langsam. Nach Gebrauch von Eisenmitteln erlangte Patient bald bessere Gesichtsfarbe und bessere Ernährung. Ungefähr ein Monat später erschienen aufs Neue einige Follikel in den prickelnden und zu Hypertrophie geneigten Stellen; dann entwickelten sich auch in der Narbe neue Follikel und es wurde immer klarer, dass nur durch Exstirpation des ganzen Scrotum Heilung geschafft werden könnte; Patient aber entfernte sich vor dem aus dem Hospital.

Ein zweiter Fall kam gleich darauf zur Beobachtung; hier war das Leiden seit drei Jahren entwickelt und viel umfangreicher als im ersten Fall. Es dehnte sich sogar schon bis in das Perinäum aus, so dass es zweifelhaft wurde, ob hier eine Operation zulässig wäre, besonders wenn man die Möglichkeit der Recidive in Betracht zog. Weiter wird über diesen Fall nichts berichtet.

Im folgenden Jahre präsentirten sich wieder zwei Fälle. Der eine war bei einem jungen Manne von 27 Jahren, einem Grünzeughändler aus dem benachbarten Bezirk Namhoi. Die Krankheit bestand seit 4 Jahren und hatte durch den anhaltenden Säfteverlust den Mann sehr geschwächt; sonst war sie noch nicht sehr umfangreich, liess sich mit dem Messer leicht entfernen und, da sie nur die vordersten Theile des Scrotums einnahm, so war hinlänglich Bedeckung für die Tunica vaginalis und ihren Inhalt vorhanden. Die Heilung erfolgte schnell und das neue Scrotum bestand aus ganz gesunder Haut.

Von Pachydermie-Elephantiasis werden viele Fälle von ganz enormer Ausdehnung ausführlich in den Rapporten geschildert. Die meisten Fälle kommen aus einem kleinen Städtchen, Namens Schek-lung unweit Canton, wo im Jahre 1859 sich etwa 30 mit diesem Leiden behaftete Personen befanden. Wong ist im Unklaren über die localen Ursachen dieser Krankheit an diesem Platze, wie überhaupt über ihr Vorkommen in den Tropen. Entfernung der hinderlichsten und quälendsten Massen durch das Messer wurde von ihm mit Glück versucht; eine aus den Nates entfernte pendulöse Masse wog bei dem einen Patienten allein 13 Pfund, der Berechnung nach würde die Summe der ganzen vom Patienten herumzuschleppenden deponirten Gewebsmassen gewiss 70—80 Pfund betragen haben. Von sonstigen noch öfters beobachteten Krankheiten sind Hydropsien, theils Ascites, theils Anasarca, auch Ovarial-Hydrops zu nennen. Jene beruhen meist auf Leber- und Milz-Degenerationen, deren Häufigkeit bei dem sonstigen Mangel an Malaria-Epidemien oft schwer zu erklären fällt. Brightsche Niere ist durch Sectionen noch nicht bestätigt worden, doch hegt Wong keinen Zweifel an ihrem Vorkommen. Eine besondere Art von Anämie kommt bei dem Landvolke vor; sie verlieren allmählig an Kraft, werden bleich, Nägel, Lippen und Zunge erscheinen blutleer, fast weiss, doch ist kein bestimmtes Organ-Leiden nachweisbar, auch klagen die Patienten über nichts Besonderes. Es waren keine Spuren von Malaria aufzufinden und keine besondere Milzgeschwulst bemerkbar. Wong will den Zustand als Leukämie bezeichnen.

Das häufige Vorkommen des Aussatzes in Canton und das Wissenswerthe darüber habe ich schon in einem andern Aufsatze in Virchow's Archiv besprochen.

Es bleibt nur noch übrig, die Ausbreitung der Lithiasis zu erwähnen, deren Ursachen hier ganz im Dunklen liegen. Eine besondere Ursache in der Lebensweise, der Nahrung, dem Getränk etc. liegt nicht vor; auch finde ich nirgendswo eine Anspielung darauf, dass die Krankheit etwa bei Opiumrauchern häufiger sei; doch wäre es denkbar, dass die ausgedehnten und häufigen Betäubungen eine seltenere Blasenentleerung und somit Urinstagnation veranlassen könnten. Gereizt zu Steinbildungen scheinen die Chinesen zu sein, wie man aus dem Umstande sehen könnte, dass Wong einem Manne einen Phosphatstein von der Grösse eines Hühnereies aus dem Präputium selbst ausschälte. Die Blasensteine sind durchgängig Hornsäuresteine. Von 10 Fällen des letzten Jahresberichtes waren 3 bei Knaben von 6, 8 und 10 Jahren, einer bei einem 62jährigen Mann, die übrigen im Alter von 30—40 Jahren vorhanden. Alle genasen in 3—4 Wochen nach der Operation, keiner starb. Von 3 operirten Fällen Hobson's starb der eine, ein erschöpfter alter buddhistischer Priester, dessen Stein sehr gross war und die Operation sehr verzögerte. Genauere Angaben über obige 115 Fälle von Lithiasis aus den Berichten Dr. Parker's sind leider nicht vorhanden; es wird nur angeführt, dass nur 4 derselben mit eigentlichem Harngries einhergingen; die andern waren reine Calculi.

Bei Vergleichung der beiden, uns nun ausführlicher schon bekannten Plätze Canton und Shanghai ergeben sich für ihre Krankheitsverhältnisse folgende Resultate:

1) Ein bei weitem grösserer Theil der Bewohner der weiten und nassen Ebene von Shanghai leidet an Malaria-Affectionen als in Canton; dieses ist ziemlich frei von diesem Miasma.

2) Entzündliche Leiden der Athemwerkzeuge sind häufiger in Shanghai; Keuchhusten und Croup sind in Canton unbekannte (?), acute Bronchitis, Pleuritis und Pneumonium sehr seltene Erscheinungen. Blutungen aus den Athemwegen, Phthisis und hydropische Ergüsse kommen an beiden Plätzen gleich viel vor.

3) Hautkrankheiten sind im kälteren Shanghai häufiger und hartnäckiger, wegen der Unreinlichkeit der lange Zeit hindurch getragenen Winterkleider und Scheu vor dem Wasser.

4) Scrophulöse Drüsenleiden und Lepra sind in Canton häufiger als in Shanghai.

5) Geschwülste und Blasensteine überwiegen im Süden.

Die Gegend zwischen Canton und den beiden an der Mündung seines Stromes liegenden Colonien der Engländer und Portugiesen ist vielfältig unter kriegerischen wie friedlichen Verhältnissen den Fremden zugänglich gewesen und ist von ihnen, fast als ein herrenloses Territorium, oft occupirt gewesen. Ueberall hat sich dieselbe, besonders je mehr man sich dem Vermischungsbezirke der Gewässer näherte und je salzreicher und belebter das Wasser wurde, als der europäischen Constitution feindlich gezeigt. Bis zu einer gewissen Höhe über dem Meeresspiegel vertrugen nur Wenige die Beimischungen der Atmosphäre; erst wenn hochgelegene Quartiere ausgewählt wurden, besserte sich der Gesundheitszustand. Dazu bietet die gebirgige Landschaft überall fast Gelegenheit; doch auch diese muss mit Vorsicht und Auswahl benutzt werden.

Nackte Granitfelsen, von den heftigen tropischen Regengüssen abgewaschen, zeigen nur da, wo die Abhänge eine gewisse Abschüssigkeit nicht übersteigen, etwas Vegetation an Sträuchern und Bäumen. Ueberall ist der Verwitterungsprocess des harten Gneiss und des noch härteren Granites von einer Rapidität und Intensität gewesen, dass man noch fast in diesem Jahrhundert eine ganz bedeutende Reduction ihrer Dimensionen erwarten kann. Die noch unverletzten abschüssigen Seitenwände z. B. eines Durchstiches durch eine solche harte Granit-Bergkette, welche auf Hongkong behufs leichterer Anlage eines Weges von der Stadt nach dem übelberüchtigten happy valley angelegt wurde, tragen auf ihrer mittleren Höhe die Namen einiger englischer Geniesoldaten und Schiffs- und Matrosennamen von den Arbeitern, welche 1842 und 1843 hier diese Passage gesprengt haben. Sie sind in den damals harten und frisch aufgedeckten Granit tief hinein gemeisselt worden. Jetzt (1860) sehen diese Namenszüge so aus, als wären sie mit einem Stock in weiche Gartenerde geschrieben worden. und man kann in der That auch schon in die Wände 8—10 Zoll tief mit einem Stocke hineinbohren, bis man in der Tiefe auf das noch unzersetzte harte Gestein trift. Eine feine schleimige grünliche Substanz, fast wie Priestley'sche Materie, durchdringt und überzieht alle diese verwitternden Massen und färbt mit ihren abgestorbenen und verfaulten Thellurmassen etc. die ganze Masse grünlich-schwarz.

So geht es hier fast überall, wo Granit der Hitze, dem Regen und der Luft ausgesetzt ist und man kann daher mit Recht hier ein ganz allmähliges aber sicheres Verändern und Schwinden der Felsconturen erwarten. Je mehr aber die Bergspitzen abgewaschen werden, desto mehr gewinnen die Thäler und ihre terrassirten Felder, auf denen die vom Regen geschlämmten Verwitterungsproducte der Gipfel sich in immer neuen und bekanntlich sehr fruchtbaren Schichten absetzen. Es entstehen allmählig auf Kosten der Gipfel und Höhen gleichförmige, reiche Alluvialebenen, von denen die Canton's uns schon ein etwas ähnliches Bild zu bieten schien. Wo solche Ebenen gleich in Cultur und Bepflanzung gezogen werden können, da sind sie ungefährlich; wo sie aber so liegen, dass sie nur mit Mühe und erst nach langer Bildungszeit zur Cultur fähig sind, d. h. also in Bergschluchten, tiefen Thalsohlen, Felsenritzen und Schlünden, auf vereinzelten Vorsprüngen und Absätzen, da sind sie ein ziemlich gefährliches Brutnest für Sumpf- und Morast-Effluvien. Man hat es vielfach läugnen wollen, dass verwitternder Granit eine Quelle von Malaria sei und hat für Hongkong speciell die plausibelsten Gegengründe vorgebracht; aber man hat sich mehr an die Worte als an den Sinn gehalten. Der Granit selber ist freilich nicht die Ursache und eine auf Granitboden aufgeführte Wohnung ist natürlich deshalb noch nicht ungesund. Aber die Thäler und Schluchten, auf deren Sohle der ausgeschlämmte Detritus mit seiner kryptogamischen Vegetation allabendlich seine pereitrösen Dünste sicht- und greifbar in die Höhe schickt, die Bergschlünde und Abgründe, auf deren selten von der Sonne beschienenen Tiefen, unter faulendem Laub und Reisig ein vegetabilischer und mineralischer Zersetzungsprocess vor sich geht, sie sind eine wichtige Localität für die Miasmen-Erzeugung. Daher schützt „hohe Lage" allein, wenigstens in gebirgiger Gegend, eine Wohnung noch nicht vor der Malaria; liegt sie so, dass die mit dem Verschwinden der erwärmenden Sonne eintretenden kalten Luftströme, die wie Wasserfälle an den Bergabhängen herabgleiten, ihr aus den Gebirgschluchten, an denen sie vorbeistreichen, Luftmassen mit herabführen, so wird sie nicht geschützt sein. Nur wo rings umher Ebene ist und wo — wir wollen der Sporentheorie der Malaria-Entstehung einmal Recht geben — die inficirenden Pilzsporen ihrer eigenen Schwere (und Attraction der Erde!) wegen einen gewissen Dunstkreis nicht übersteigen können, da schützen hoch gelegene Wohn- und Schlafzimmer. In jenen Fällen müssten, der Pilztheorie zur Liebe, die thon- und lehmreichen Absetzungen der Regengüsse ein Brutplatz für die Pilze oder Algen sein, und dass dieselben dorthin gelangen, könnte nach meiner obigen Beschreibung der schleimigen Ueberzüge des verwitternden Felsens nicht unwahrscheinlich sein. Diese in der Luft schwebenden Sporen würden dann von den kalten Abend- und Nachtwinden mit nach den am Fuss der Berge gelegenen Wohnplätzen geführt und inficirten hier die Bewohner.

Man sieht wohl, dass sich diese Theorie sehr gut und ziemlich ungezwungen zur Erklärung mancher Erscheinungen benutzen lässt, dass sie aber hier wie überall des materiellen Beweises noch bedarf. Wenn dergleichen Pilzsporen irgendwo zu finden sein könnten, so wäre es in den abendlichen graubräunlichen Nebeln, die über den Malariagegenden lagern.

Wir werden sehen, wenn wir zur specielleren Betrachtung Hongkong's kommen, wie ein zweckmässiges und ausgedehntes Drainirungssystem diesen Uebeln grossentheils abhilft und aus einem Pestloche einen angenehmen, und nicht mehr als andere gesunde Plätze erkrankendmachenden Aufenthaltsort zu schaffen im Stande ist.

Wo zwischen Canton und den beiden Colonien günstig gelegene Localitäten erreichbar waren, die durch ihre Erhebung über dem Erdboden der Malaria den Zugang abschneiden konnten, da wurden in den Kriegen der Engländer mit den Chinesen dieselben zweckmässig benutzt. So diente die kleine, gar nicht sehr hoch gelegene Caserne auf dem Hügel von Tschuen-Pi, 4 Stunden von Hongkong, den englischen Truppen im Juli 1857 zum Sanatorium für 130 Mann. Auf dem sogenannten Macao-Fort (nicht das Fort von Macao!), einer chinesischen Batterie am Perlflusse, litt die Garnison der Engländer sehr viel von Malaria. Glücklicherweise war ein hoher, wohlerhaltener und leicht zugänglicher Thurm im Fort; sofort wurde sein oberstes Stockwerk zum Hospital und Schlafraum eingerichtet und half dem Fieber sehr bald ab. Schlimmer waren die Blockade-Schiffe dran; eines derselben hatte bei einer Durchschnittstemperatur von 32° R. und einer Besatzung von 130 Mann, nach dreiwöchentlicher Stationirung auf dem Flusse, schon 60 Mann täglich an remittirentem Fieber Erkrankte. Wer die „Reports of the health of the Royal Navy" für 1858, herausgegeben auf Befehl des House of Commons, studiren will, wird bei der East-India- und China-Station noch eine sehr grosse Anzahl von dergleichen Thatsachen aus dem damaligen chinesischen Geschwader finden.

Die vier Barrière-Forts, Blenheim-Fort, Birdsnest-Fort, Schamin-Fort, die Insel und das Fort von Dutch- und French-Folly, die Bocca-Tigris-Forts, alle niedrig und dicht am Wasser gelegen, an Abhängen von blank gewaschenen Granitfelsen, sind in ihren verderblichen Einwirkungen auf die fremden Garnisonen fernere Beweise für die Schädlichkeit solcher Localitäten, während Gonghs-Fort und die Pagoden-Caserne auf den Höhen der Mauer Canton's einen ganz gesunden Aufenthalt darboten. Es scheint somit wirklich der Umstand, dass diese Orte alle unter gleichen Bedingungen der Lage stehen, die Idee, dass der Granitboden die Veranlassung zur Malaria gebe, einigermassen bestärkt zu haben. Auch bleibt es auffällig, dass eben an Plätzen, wo Sandstein oder Kalkgebirge vorherrscht, wo es nicht zur Entwicklung eines derartigen Verwitterungsprocesses kommt, die Malaria weit geringer, oft gar nicht vorhanden ist. Sind Kalk- oder Sandstein der ungünstige Boden für die Pilze? Aufschütten von Sand und Kies auf den thonigen Sumpf- und Marschboden empfiehlt ja Mükey als besonderes Unterdrückungsmittel gegen Malaria!

Macao, auf 22° 11', 4 NB. und 113° 34' OL. gelegen, ist regelmässig und mit grossem räumlichen Luxus angelegt. Es ist erbaut auf einer hohen Landzunge, welche die Insel Macao gegen Süden herausstreckt und mit dieser durch einen schmalen Isthmus nördlich von der Stadt verbunden. Diese gesunde und niedliche Anlage stand bis vor kurzer Zeit noch unter der Jurisdiction des Gouverneurs von Canton und hing eigentlich in Bezug auf Verpflegung und sonstige Lebensbedürfnisse gänzlich von dem Wohl- oder Uebel-Wollen der Chinesen ab. Es hat enge, aber trockene und schattige Strassen, grössere grasbewachsene Plätze, kühle, schattige Spaziergänge in grossen und leider verwilderten Gärten. Der alther gebrachte Comfort, die gewohnten europäischen Genüsse, die bequeme Gelegenheit zu Seebädern, Gesellschaft und Vergnügen u. dergl. hatten Macao seit langer Zeit zum Vereinigungsplatze der Leidenden wie der Gesunden gemacht, obschon es eigentlich heisser als Canton ist. Ueber die Temperaturmittel der Monate existiren verschiedene Angaben, deren die von Mac Beale, einem langjährigen Residenten Macao's, angegebenen neben den aus Dove's Werk entnommenen, hier Platz finden.

	B.	D.		B.	D.		B.	D.
Januar .	10,6.	16,5.	Mai . .	24,2.	25,7.	September	27,5.	27,5.
Februar	11,0.	12,7.	Juni .	27,2.	28,1.	October .	22,7.	24,5.
März . .	18,6.	17,8.	Juli . .	30,0.	28,2.	November	18,0.	19,6.
April . .	22,5.	21,7.	August	29,3.	28,3.	December	14,2.	16,1.

Andere meteorologische Beobachtungen über Macao existiren nicht. Auch die nosologischen sind sehr spärlich und mager ausgefallen. Das dortige englisch-amerikanische Missionshospital hat nur eine kurze Lebensdauer gehabt. Es wurde anfänglich, vom Juli bis September 1838, an Stelle des in Canton geschlossenen Ophthalmic-Hospitals von Dr. Parker eröffnet, bis die Umstände die Wiedereröffnung des cantonesischen Hauses gestatteten. Später eröffnete Dr. Lockhart für die Medical Missionary Society hier ein Hospital, welches während der ersten Kriegszeit dann von Hobson fortgeführt wurde.

Trotz der Missgunst der Verhältnisse und der Drohungen und Repressalien der patriotischen Partei, wurde das Hospital der „weissen Teufel" dennoch über Erwarten besucht. Die Frequenz

war während der Jahre 1840—41 = 1533,
„ „ „ 1841—42 = 3826,
„ „ „ 1842—43 = 1010. (?)

Im Januar 1843 wurde nun das Haus verkauft und die Institution selbst nach der neu angelegten Colonie Hongkong übergesiedelt, wo das neue Hospital wieder unter Hobson's Leitung im Juni 1843 eröffnet werden konnte.

Die Krankheitsformen sind in Macao fast ganz identisch mit denen Canton's, wie sich dies schon a priori wohl erwarten lässt. Doch muss ich es besonders hervorheben, dass in dem Rapport für 1841—42 4 Fälle von Typhoid erwähnt werden, woraus man abnehmen kann, dass das bei Canton erwähnte „contagiöse Fieber von virulentem Typus" wohl auch ein Typhus gewesen sein wird. Auch wird bedeutend mehr Intermittens und Remittens angeführt wie in Parker's Berichten aus Canton.

Asthma	35	Rheuma	382	Intermittens . . .	45
Angina	4	Typhoid	4	Remittens	54
Phthisis pulm. .	45	Icterus	10	Neurosen	30
Scrophulosis . .	31	Dysenterie . . .	12	Lithiasis	1*)

Ophthalmien und Hautkrankheiten bilden im Uebrigen den grössten Theil der pathologischen Erscheinungen, letztere auch wieder immer in den schwereren Formen; Flecken und Knötchen kommen fast gar nicht vor. Pusteln, Blasen und Schuppen sind die beliebteren Formen. Lepra und Pachydermie sind in allen Rapporten erwähnt, scheinen aber meist aus der Umgegend und wahrscheinlich sogar aus Canton selbst zu stammen.

Oestlich von Macao, in fast gleicher Breite, auf 22° 12′ NB. und 114° 13′ OL., liegt die rasch emporgeblühte Hauptstadt der Insel Hongkong oder Hiangkiang, Victoria. Sie liegt auf der nörd-

*) Aus dem Hobson'schen Rapport für 1841—42. Chin. Repos. XI. Vol. 1842.

lichen Seite der Insel, verdeckt von einer bis 1800 Fuss hohen Felsen- und Bergwand gegen die offene See und öffnet sich auf ein 2—6—7 Meilen breites Wasserbecken, welches sich zwischen ihr und der gegenüberliegenden, nun seit dem Vertrage von Peking auch in englischen Besitz übergegangenen Halbinsel Kauluhn und den schmalen beiden Einfahrten von Ost und von West ausbreitet. Täglich nimmt die Stadt im Aussehen und in Bedeutung zu. Ueberall erheben sich schon Reihen von prachtvollen Wohnhäusern und Geschäftsgebäuden, sich terassenförmig auf den abgetragenen und in Hochebenen verwandelten Bergabhängen übereinander aufbauend. Selbst die von den chinesischen Krämern bewohnten Strassen cultiviren sich nach und nach und nehmen einen europäischen Charakter an; Schmutz, Unreinlichkeit, Nässe und Dunkelheit verschwinden. Man erreichte dies sehr bald dadurch, dass jedes niedergebrannte oder abgerissene Haus eines Chinesen nur nach einem von der Colonial-Regierung genehmigten Plane wieder aufgebaut werden durfte. Die chinesische Bevölkerung, in den Jahren 1854 bis 1858 nur aus den schlechtesten und verzweifeltesten Individuen bestehend, Diebe, Räuber, Lepröse, Piraten etc., nimmt allmählig einen respectableren Charakter an und hat auch ein gesunderes und wohlhäbigeres Aussehen gewonnen. Ein prächtiges Clubhaus bildet den Haupt-Sammelplatz zur Erholung und zum Vergnügen der Colonisten. Die Privathäuser sind Palästen gleich an Glanz und Bequemlichkeit, geräumig, kühl und luftig, meist aus Granit und Marmor aufgebaut. Grosse Speicher, 5—6 Apotheken, Casernen von einem in Europa unerhörten Luxus, Gerichts-Häuser, Schiffswerften, grosse Militärhospitäler mit schönen schattigen Gärten u. a. m., bilden die hauptsächlichsten architektonischen Züge des Bildes, welches sich vor dem Fremden auf dem ersten Gange in Victoria aufrollt. Vor der Stadt nach dem östlichen Theil des Hafens zu, liegt auf einer beträchtlichen Höhe, unweit vom Strande, das Hospital für Kauffahrtei-Matrosen. Obgleich nun seit Gründung der Colonie, seit 1841, und seit Erbauung der nun so prächtigen Residenz, dieselbe stetig sich verschönert und verbessert hat, so ist dies doch nicht ganz hinreichend gewesen, um einen Fehler wieder gut zu machen, der sich freilich an die erste Entstehung knüpft und damals vielleicht noch nicht geahnt wurde, den Fehler der Lage am Nordabhange eines hohen Gebirgsrückens.

Die sanfteren südwestlichen Brisen des Sommers werden dadurch von der Stadt ganz abgeschnitten; die Atmosphäre wird in Folge dessen so drückend heiss und so mit Feuchtigkeit überladen, dass in den Monaten August und September der Aufenthalt in der Stadt ein höchst ungesunder ist. Vom October bis April ist das Wetter schön, trocken und sogar frisch; man muss im December und Januar sogar die Kaminfeuer in Gang bringen. Man hat nun lange Zeit zugewartet, in der Hoffnung, dass, da sonst sich die Gesundheitsverhältnisse sehr bald besserten, auch die schlimme Jahreszeit allmählig ihren bösartigen Charakter verlieren würde und entzog sich der Einwirkung derselben, so viel es ging, durch Ausflüge nach Macao und Canton, durch Anlage von Sommerhäusern und Villen an den höher gelegenen Punkten und auf weiter westlich hin sich erstreckenden Bergspitzen u. s. f. Allein auch dies hat nicht genügend geholfen und da man nun im rechtmässigen Besitze des Territoriums gegenüber der Bai von Victoria, Kauluhn, ist, beabsichtigt man hier, wo die flachere Gegend dem SW.-Monsun offen steht, eine Reihe von Sommerresidenzen anzulegen.

Ungefähr eine (engl.) Meile entfernt von der Stadt, in östlicher Richtung, liegt ein von einer hufeisenförmigen Bergkette (Granit) eingeschlossenes Thal, das Happy valley (glückliche Thal), mit Unrecht so genannt. Es ist nach Norden, gegen die Hafenbai zu, offen und lässt hier einen seichten kleinen Hafen her eintreten, der mit einigen Hunderten der elendesten und von der verworfensten Race bewohnten Boote stets angefüllt ist. Die Seitenwände des Thales sind mit Sträuchern, Farrenkräutern und vielen andern grösseren und kleineren Gewächsen bedeckt; ich traf besonders Solaneen, Convolvulareen, Cruciferen und einige sehr interessante Cluercus-Arten daselbst. Auf der westlichen Seite sind drei Kirchhöfe, der episkopale, der römische und der der Parsen (Zoroaster-Jünger), während in der Mitte eine kleine Rennbahn auf ziemlich moorigem und unsicherem Terrain sich ausdehnt, umgeben von einem breiten Reitwege. Hier und da erblickt man auf den Abhängen der umfassenden Berge manches prächtige Gebäude; fragt man, wer da wohnt, so heist es: „Niemand; es gehörte dem N. N., musste aber, weil das Fieber die Bewohner ausrottete, verlassen werden.“

Die Temperatur der Insel schwankt im Jahre zwischen 10°

und 35° C. Genauere meteorologische Tafeln und Beobachtungen konnte ich trotz vieler Bemühungen nicht erhalten. Es scheint, als sei der frühere strebsame Geist, die Lust an wissenschaftlichen Untersuchungen in Hongkong durch den überwuchernden Materialismus vollständig erstickt worden. Was man über die klimatischen Eigenthümlichkeiten des Platzes bis vor Kurzem noch wusste, erstreckt sich eben nur auf die allergewöhnlichsten Notizen, die für die Schifffahrt brauchbar sind. Hiernach setzt der NO.-Monsun frühzeitig im October ein, der SW. im April. Die nasse Jahreszeit beginnt gewöhnlich auch im April und dauert dann ungefähr 5 Wochen durch. Das Trinkwasser, in Quellen und Bächen von den Bergen kommend, ist in der That ausgezeichnet und das beste in China.

Die nosologische Historie Hongkong's ist etwas besser vertreten, wenigstens in den ersten Jahren des Bestehens der Colonie; später hat es auch hier an Arbeitern, gewiss nicht an Material gefehlt. Die erste Erfahrung, die die Fremden hier machten, war im Sommer 1841. Die gegen Canton verwendeten Truppen kehrten nach dem Waffenstillstand im Mai 1841 nach Hongkong im Juni zurück. Hier brach unter dem 37. Madras Infanterie-Regiment, den Ingenieuren, den Recruten des 18. Royal Irish-Regiment und den Bengal-Volunteers sehr bald remittirendes und biliöses intermittirendes Fieber aus. Man schiffte so schnell wie möglich einen Theil der Garnison ein und sah bald, dass sie sich besserten. Etwa 500 Mann blieben auf der Insel zum Schutze der entstehenden Stadt. In ihren schlechten Casernen brach Hospitalbrand aus und zwar von so heftigem Charakter, dass die leichteste Erosion brandig wurde; ja sogar bei Invaliden mit ganz verheilten Narben, die schon im Begriff standen nach Europa zurückzukehren, brachen diese Narben wieder auf und sie starben am Brande. Dazu wehte noch ein Taifuhn alle Hospitäler und Casernen über ihren Einwohnern zusammen und vernichtete gewissermassen so die Quelle des furchtbaren Leidens. Etwas auffällig ist es mir, dass gegenüber diesen Thatsachen in Neumann's ostasiatischer Geschichte (Leipzig 1861) die Gesundheitslage Hongkon'gs (und auch die von Tschusan!!) mit ganz anderen Farben geschildert wird. Es waren nicht politisch-commercielle Gründe, aus denen diese Berichte hervorgingen, es waren die traurigen Erfahrungen der Thatsachen, die ihnen zu Grunde lagen. Wir lesen weiter, um bei der Sterblichkeit der Truppen, die doch theilweise Asiaten waren, stehen zu bleiben, im Journal of Occurrences des XII. Bandes des Chin. Repos. für 1843, dass die Sterblichkeit im Detachement des 55. Regimentes, welches auf dem sogenannten West-Point der Stadt casernirte, so gross gewesen war (im Sommer 1843), dass es an Bord der im Hafen stationirten Kriegsschiffe geschickt werden musste, um es aus der malariösen Atmosphäre des neu aufgewühlten Bodens und der in Abtragung begriffenen Felsen zu entfernen. Und doch war schon seit dem September 1842 der Friede von Nanking geschlossen und das Regiment nur in Hongkong seitdem gewesen. Es konnte also unmöglich, wie Neumann anzunehmen geneigt ist, aus Canton die Krankheit mitgenommen haben. Um dem Uebel zu steuern, wurde im August 1843 ein Comité für öffentliche Hygieine gebildet und die beiden Enden der Stadt, East- und West-Point, wo die meisten Fieberfälle vorgekommen, einer eingehenden polizeilichen Reinlichkeits-Controlle unterworfen. Man legte Abzugscanäle an, leitete alle Gossen und Rinnsale in grosse ausgemauerte, schräg zur See abfallende Canäle, fing durch Damme und Gräben die von den Bergen in die Schluchten und Strassen hinabfallenden Gewässer auf und regulirte ihre Betten. Man pflanzte grosse Laubbäume auf Plätzen und Gängen an, riss die elenden und schmutzigen Chinesen-Häuser fort und baute bessere, man verbesserte die Casernen, besonders die Schlafräume (in welchen sogar in der heissesten Zeit durch Anbringung grosser indischer Punkahs oder hängender Fächer, die von chinesischen Kulis die ganze Nacht durch in Bewegung gesetzt werden mussten, den Schlafenden Kühlung und somit bessere Nachtruhe, das erste Erforderniss in den Tropen, verschafft wurde,) kurz, man wandte jede nur denkbare Mühe an, um dem Uebel zu steuern. Damit erreichte man denn allmählig das erwünschte Ziel. Wer englische Truppenquartiere kennt, der wird es zu schätzen wissen, dass ein Berichterstatter 1847 von diesen pompösen Casernen und Hospitälern sagen konnte, sie wären nicht nur unübertrefflich, sondern ganz unerreicht in den gesammten britischen Besitzungen. Die Statistik der ersten fünf Jahre ergiebt für die Sterblichkeit der englischen Truppen in Hongkong folgende Zahlen, deren Bedeutung für die Colonien von unberechenbarem Nutzen war, weil sie die Meliorationsfähigkeit eines bösartigen Klimas evident erwiesen. Es waren nämlich im

Jahre 1842 am Fieber gestorben 129 oder 19 %,
„ 1843 „ „ „ 227 „ 22 %,
„ 1844 „ „ „ 129 „ 13¼ %,
„ 1845 „ „ „ 77 „ 8½ %,
„ 1846 „ „ „ 19 „ 2½ %.

Mit der Ausdehnung der Stadt und der weiter um sich greifenden Bloslegung neuer Landstrecken entwickelten sich dann und wann noch neue Krankheitsheerde; so berichtet der Friend of China im Juli 1848, dass in diesem Sommer das Fieber wieder auf die Höhe der Jahre 1843 und 1844 gestiegen sei und dass besonders das 95. Regiment wieder viel daran gelitten habe. Das hat sich aber seitdem nicht wiederholt und schon seit langer Zeit bleibt der Gesundheitszustand der Garnison ein ziemlich befriedigender.

Ueber die Gesundheitsverhältnisse der übrigen europäischen Civilbevölkerung existiren Berichte der Colonial-Regierungs-Aerzte Dr. Tucker und Dr. Dill aus den Jahren 1845 und 1847. Der erste Bericht umfasst das erste Tausend der an Bord des Hospital-Schiffes „Minden“ behandelten Fälle. Die Sterblichkeit unter denselben war 315 oder also 31,5 %. Von diesen starben 264 an typischen Fiebern und Dysenterie, 51 nur an allen übrigen Krankheiten.

Die Entstehung des Fiebers wurde zwar von den Sanitätsbeamten dem Sumpfmiasma zugeschrieben, sie legten aber, wie mir scheint, zu wenig Gewicht auf die Umwühlung des Erdreiches und Aufdeckung neuer Bodenstrata, die eine entstehende Stadt ja immer begleiten. Mit Energie weisen sie auch die Granitverwitterung zurück und berufen sich darauf, dass, wo felsiger Grund mit neuer Oberfläche ist, nur ein Fall von Fieber vorkam. Ich habe schon oben darauf hingewiesen, dass im engeren Sinne dies ganz richtig ist, aber nicht, im weiteren Sinne aufgefasst, auf die durch die fortgeschwemmten Detritus-Massen überdeckten Thäler und Schluchten passt. Auch die hoch gelegenen Gebäude, wie die Artillerie-Caserne, das alte Regierungsgebäude, das Seemannshospital und das Missionsinstitut, litten unter diesen Einflüssen, deren Eindringen in diese Localitäten sich vielleicht nur aus der oben weiter ausgeführten Annahme erklären liesse, besonders wenn man bedenkt, dass oft eine ganz unbedeutend kleine Fläche schon hinreicht, um das Miasma zu erzeugen und zu erhalten*). Die Beschreibung des damaligen Charakters der Krankheit ist deshalb von Interesse, weil der heutige ein davon ganz verschiedener zu sein pflegt. Die Intensität des Anfalles ist sehr täuschend und prognostisch unberechenbar. Verlust der geistigen Energie, mehr oder minder bedeutende Ideenconfusion, verminderte Bewegungskraft, gefolgt von Kältegefühl, welches sich zuweilen bis zu allgemeinem Rigor steigerte, eröffneten die Scene. Oft ist der Collapsus in dieser Periode so intensiv, dass der Tod im ersten Stadium schon zu erwarten schien. Dann erfolgt feuchtkalter Schweiss auf der kalten, lividen Haut, eingesunkenes, ängstliches Gesicht, meist unaufhörliches Vomiren und Purgiren eines dünnen, serösen Fluidums, ungemeine Jactation, kurze, eilige Respiration, scheinbare Somnolenz und doch dabei vollständiges Bewusstsein und sogar die Meinung, dass man sich besser fühle. Auch Ziehen in den Waden und Brennen in der Herzgrube ist vorhanden; es fehlen dagegen eigentliche klonische Krämpfe, die Harnunterdrückung und recht deutliche Reisswasserstühle. Sonst gleicht der Anfall vollständig der Cholera spasmodica. Im dritten Stadium entwickelt

*) Ich kann es nicht unterlassen hier eine Beobachtung einzufügen, die ich, mit Bezug auf Malariaquellen, im Sommer 1859 in dem temporären Marine-Lazareth in Swinemünde anstellte: Ein grosses, trocknes, nach Süden mit Glasthüren versehenes Zimmer diente als Aufenthalt für die Reconvalescenten. Sowie ein solcher sich nur 2–3 Tage in diesem Zimmer aufhielt oder schlief, erkrankte er an heftiger Tertiana und verlor dieselbe so bald er verlegt wurde sehr bald. Kein anderes Zimmer zeigte diese Erscheinung. Mein dicht daneben gelegenes Schlafzimmer, dessen Fenster mit Sonnenuntergang geschlossen wurden, war ebenalls ganz gesund. Lange Zeit blieb die Sache ein Räthsel, bis ich eines Tages bei genauer Inspection der Umgebung unter den Glasthüren jenes Zimmers ein in den Boden versenktes, ganz voll faulenden Laubes und Reisigs steckendes Regenfass entdeckte, welches über gelaufen war und eine stagnirende Morastfläche von etwa 4—6 Quadratfuss bildete. Mit Reinigung und Entfernung dieses Fasses verschwand auch plötzlich die Tertiana jenes Zimmers, dessen Thüren und Fenster die Patienten während der heissen Nächte des August immer heimlich offen gehalten hatten. Leider dachte ich damals nicht an Pilzsporen u. dergl. und nahm daher keine Gelegenheit wahr, die Sache näher zu untersuchen.

sich heisse, brennende Haut, Gesichtsturpor, Gehirnhyperämie, rascher, voller Puls, starker Durst, auch oft noch Vomiren, Druck und Schwere im Epigastrium und Hypochondrium. Die Dauer des Anfalles erstreckte sich auf 2—3 Tage, wo dann mit Eintritt der Schweisskrise eine Remission erfolgte, der oft noch eine Exacerbation mit tödtlichem Ausgange nachfolgte. Vielen Anfällen geht schon eine leichte febrile Störung voraus. Charakteristisch ist es, dass auf Fragen nach dem Befinden stets die Antwort erfolgt, dass der Patient sich besser fühle, dabei aber über die Störung höchst aufgebracht ist. Gegen Morgen erfolgte geringe Remission, schon durch grössere Lebhaftigkeit und geringere Beschwerden des Patienten erkennbar. Der Tod erfolgte am 5. oder 7. Tage, oft zum Erstaunen des mit der Krankheit noch nicht genau bekannten Arztes. Die Durchfälle sind zuweilen dysenterischer Natur und umgekehrt associirt sich reine Dysenterie oft mit Malariafieber, besonders mit der Intermittens tertiana.

Bei zunehmender Länge der Remissionen gestaltet sich die Prognose günstiger.

Im Anfall gab man Anfangs meist Brausemittel und diaphoretische Infuse; bei localen Hyperämien sehr geringe locale Blutentziehungen und Ableitungen. In der ersten Remission wurde dann sofort Chinin, nach Erforderniss mit Calomel und Opium verbunden, gegeben. Gegen schweres Erbrechen half Blausäure in Camphor-Julep; gegen fortdauernde Diarrhöen gab man die Solut. arsenicalis Fewl. im Infus. Cascarillae mit Erfolg. Der Collapsus wurde mit den gewöhnlichen Reizmitteln behandelt. Allgemeine Blutentziehungen, wie bei allen Europäern nach kurzem Aufenthalt in den Tropen, erwies sich stets schädlich.

Der heutige Ausdruck der Malaria-Infection ist ein ganz anderer. Bei einer Besatzungsstärke von 47 Mann erkrankten an Bord Sr. Maj. Schiff Elbe während des Aufenthaltes im Hafen von Hongkong im September und October 1860 30 Individuen an Malaria-Affectionen, und zwar 2 mit einfachem Ephemeraltypus, 23 mit remittirendem, 3 mit unreinem, intermittirendem und 2 mit perniciösem Charakter. Bei den remittirenden Fiebern war ausser Störung der Pulsfrequenz, der Hauttemperatur und der gastrischen Function hauptsächlich ein äusserst schmerzhaftes Ziehen in den Knieen und Schienbeinen, schwerer Druck unter dem Sternum,

Schmerzhaftigkeit der Milz- und Lebergegend, sowie ein eigenthümliches drückendes Schmerzgefühl beim Aufwärtsrollen des Augapfels charakteristisch. Die Herstellung erfolgte bei allmähliger Lysis der Erscheinungen meist schon nach dem 7. Tage nach Anwendung von Chinin und Chinadecoct. Der Schmerz unter dem Sternum zerfloss förmlich schon nach der ersten 10 gränigen Chinin Dosis. Die pernipiösen Fälle zeichneten sich durch eine überaus heftige Gehirnreizung aus. Der eine Patient verfiel mit Eintritt des Anfalles in eine Mania furibunda, musste in Zwangsjacke in ein Landhospital geschafft werden und war am 10. Tage schon wieder arbeitsfähig. Erst als er am 14. Tage nach dem ersten Anfall einen eben solchen zweiten erlitt, stellte sich bei ihm der Verdacht auf Intermittens heraus und genas er dann an Bord nach Anwendung von Chinin. Der Hospitalarzt erklärte mir nachher, dass diese Fälle sehr selten vorkämen, dass er aber doch schon zwei dergleichen bei Seeleuten in Hongkong erlebt habe. Der zweite Fall war diesem insofern ziemlich ähnlich, als ein ganz enormer Kopfschmerz den Patienten zu förmlicher Raserei und fast zu Selbstmord trieb, bis locale Blutentziehungen und Chinin Heilung verschafften. Die anderen 5 Fälle waren ganz leichter Natur, oder begleitet von dem charakteristischen Augenmuskelschmerz und dem Mediactinaldruck.

Von Durchfällen, Erbrechen, livider, kalter Haut und den übrigen Symptomen des früheren Fiebers kommt heut zu Tage fast gar nichts mehr vor. Die Bösartigkeit der Malaria scheint sich somit bedeutend gemindert zu haben.

Dysenterie tritt in Hongkong acut und chronisch auf, letztere entweder als Folge der ersten oder auch primär. Jene nimmt entweder einen erethischen oder einen adynamischen, typhoiden Charakter an, ist aber in der erethischen Form leichter und dankbarer zu behandeln als die chronische Ruhr. Diese ist die wahre Crux medicorum in China und dort selbst fast unheilbar. Wenn die Patienten noch die 6 wöchentliche Reise über Suez nach Europa zu machen im Stande sind; so thut man am Besten sie sofort dorthin zu schicken; nur gewissenhaft einfache und dabei nährende Diät und einzelne narkotische Palliativmittel können hier helfen. Adstringentien verträgt der Europäer in den Tropen gar nicht mehr und man verschwendet mit hoffnungsvollem Versuchen dieser Mittel nur unnütz Zeit. Man schöpft oft neue Hoffnung, wenn man endlich nach langem Beobachten eine typische, vielleicht tertiane Exacerbation des Leidens erspäht hat und nun nach Chiningebrauch sofort etwas Besserung eintreten sieht. Diese Besserung ist ganz temporär; das Hauptleiden besteht fort.

Man schlug in Hongkong vor, um einen klimatischen Wechsel für Kranke besonders Dysenteristen und Fieberkranke, zu erleichtern, auf dem Gipfel des Victoria-Peak eine Heilanstalt anzulegen, weil zwischen demselben und der Stadt ein Temperaturunterschied von $5\frac{1}{2}$° C. existirt. Der Vorschlag ist aber nicht zur Ausführung gekommen und würde auch nicht viel genützt haben.

Fast frei sind die europäischen Einwohner von Lungenkrankheiten und Rheumatismen; von jenen 1000 Fällen sind 1,75% an Brustleiden gestorben, 1,6% an Rheumatismen erkrankt und keiner daran gestorben.

In einem Anhange giebt der Colonialarzt eine Uebersicht über die Krankheiten und die Sterblichkeit unter den Regierungs- und Polizeibeamten, sowie unter den Gefangenen, die seiner Behandlung anvertraut waren im Jahre 1845. Die europäische und europäisch-asiatische (Portugiesen-Mischlinge) Bevölkerung Hongkong's betrug im Jahre 1845 731 Seelen. Von diesen starben 40, also 5,5%. Die geringste Krankenzahl findet sich im März, die grösste im November, obgleich dieser Monat durchaus nicht der ungesundeste ist. Todesfälle kommen im Januar und Februar keine vor, ausser bei einer Kindbetterin. Juli und October haben die grösste Sterblichkeit, letzterer besonders, weil die im August und September erkrankten Patienten am zahlreichsten während desselben sterben. Neuerkrankungen und zwar die bösartigsten fallen am zahlreichsten im Juli bis September aus. Malariafälle und Dysenterie lieferten zu den Todesfällen auch hier das grösste Contribut, aber es hat sich gegen früher herausgestellt, dass weniger am Fieber starben als an Dysenterie, während es sonst umgekehrt war. Die miasmatische Infection ist also auch hiernach gelinder geworden. In den Gefängnissen, wo meist Chinesen sich befinden, ist die Sterblichkeit nur $1\frac{2}{3}$ %. Epidemien sind in denselben unbekannt.

Unter den Regierungsbeamten waren 91 Krankheitsfälle und nur 1 Todesfall unter denselben. Bedeutend ungünstiger stellte sich dies bei den Polizeibeamten, die durch ihre Beschäftigung, besonders bei der Beaufsichtigung der Wegebauten, allen Arten von schädlichen Einflüssen ausgesetzt sind und ausserdem noch unmässige Gewohnheiten an sich haben. Hier starben von 14 Kranken je einer, also 7 % oder 5½ % sämmtlicher Erkrankungsfälle.

In dem nächsten mir zugänglichen Berichte des Colonial-Surgeon für 1847 wird die Gesammtbevölkerung auf 23,872 Seelen angegeben. Von allen Nationen zusammen starben 282 oder 1,14 %. Von den 837 ansässigen Europäern starben aber 3,5 %, so dass die kleinste Bevölkerungszahl die grösste Anzahl Todesfälle hatte. In der Statistik über die Beamten etc. zeigt sich ein neuer Fortschritt zur Besserung der Gesundheitsverhältnisse der Polizeibeamten; es starben davon 1846 nur 3,3 % und 1847 nur 2,79 %. In einem Vergleiche der Sterblichkeit von England und Wales mit der von Hongkong, die sich 1839 auf überhaupt 2,1 % belief, zeigt der Colonial-Surgeon, dass die von Hongkong im Jahre 1847 eine viel günstigere war. Ob dies in der That begründet und ob obige Zahlen nicht etwas angezweifelt werden dürfen, wollen wir dahin gestellt sein lassen.

Jedenfalls ist noch eine längere und eingehendere Beobachtungsreihe nöthig, um dieses Urtheil zu bekräftigen. Nur soviel steht vorläufig fest, dass der Gesundheitszustand mit zunehmender Cultur und Civilisation sich gebessert hat und dass menschliche Bemühungen und materielle Einflüsse im Stande sind, den so oft verleumdeten und geschmähten „klimatischen Zustand eines Ortes“ zu verbessern, wenn nicht umzuwandeln.

Das Missionshospital in Hongkong, am 1. Juli 1843 durch Dr. Hobson eröffnet, hat nur wenige ausführlichere Berichte über die Krankheiten unter den Chinesen gegeben, obgleich die Frequenz desselben nicht gering war. 1845 ging Dr. Hobson nach England zurück und die Colonialärzte, sowie Dr. Balfour, versahen einstweilen seine Stelle. Auch nach Hobson's Rückkehr übernahm ein anderer seine Stelle, Dr. Hirschberg aus Berlin. Von diesem haben wir für das Jahr 1848 einen ausführlicheren Rapport; ob später auch dergleichen erschienen sind, ist mir nicht bekannt. Da aber unser Landsmann bis 1853, wo er nach Amoy ging, hier wirkte, so ist es wohl zu erwarten, dass dergleichen noch irgendwo aufzutreiben wären, besonders da er seit 1858 nach England zurückgekehrt ist.

Es wurden im Jahre 1843-44 behandelt 4904 Krankheitsfälle. Von diesen waren 251 Fälle Malarialeiden und zwar 183 derselben in den 4 heissen Monaten, 68 in den 8 übrigen. Auch hier war wieder Rheumatismus häufig vertreten, darnach Augen- und Hautkrankheiten. Nur 6 Todesfälle kommen auf die ganze Zahl und nur einer ist als Febris continua (nicht -remittens, also nach englischer Nomenclatur eigentlich wohl Typhoid?) bezeichnet.

Pachydermie wird nicht als auf Hongkong einheimisch erwähnt, was gegen ihre Häufigkeit auf Tschusan auffällig absticht. Dagegen ist Lepra in nicht wenigen Familien verbreitet.

Dr. Hirschberg's Bericht erstreckt sich nur über 957 Fälle mit 62 Erkrankungsformen; dieselben weichen nicht bedeutend von denen Canton's und Macao's ab. Die bemerkenswerthesten Angaben daraus sind folgende:

Febr. interm. 17, Febr. continua 5, Rheuma 74, Bronchit. chron. 39, Asthma 10, Dyspepsie 19, Dysenterie 5, Icterus 3, Peritonitis 2, Cystit. chron. 5, Scrophulosis 10, Hämorrhois 5, Lepra 15, Erysipelas 7, Psoriasis 19, Herpes 14, Favus 9, Urticaria 3, Cataract 25, Iritis 2, Amaurose 4, Entropium 39, Ectropium 1, Conjunct. acuta 40, Conjunt. chron. 27, Pterygium 30, Keratitis 8, Cornea opaca 25.

Bangkok, wörtlich die Stadt der wilden Oelbäume, ist eine noch kaum 90 und einige Jahre existirende Stadt an und auf dem Menam gelegen, einige 30 englische Meilen von dem gewöhnlichen Ankerplatz der grösseren Seeschiffe entfernt. Trotz ihrer verhältnissmässig kurzen Lebensdauer hat sie doch schon über eine halbe Million Einwohner und zwar im buntesten Gemisch der Nationen. Sahen wir bisher nur Städte, in denen die Eingeborenen des Landes die Hauptzahl der Bewohner ausmachten, so tritt uns hier das Bild einer überwiegend fremden Bevölkerung in der Residenz eines theokratischen Staates entgegen. Es giebt über 200,000 Chinesen in der siamesischen Hauptstadt, etwa 120,000 Siamesen, der Rest theilt sich unter Cambodianen, Anamiten, Peguaner, Laos, Birmanen, Malayen und Christen verschiedener Abstammung. Die eigentliche Stadt bildet eine Insel von etwa sechs englischen Meilen Umfang, umschlossen von crenelirten und mit Bastionen flankirten Mauern, die von der umgebenden reichen Vegetation der vorstädtischen Tempelgärten und Privatbesitzungen aber fast ganz versteckt werden. Die reiche, bunte Ausschmückung aller der zahlreichen Tempel und Paläste, der überall zerstreuten Pavillons und Erholungsplätzchen gewähren dem Fremden, der zum ersten Male den breiten Strom hinauffährt, einen feenhaften, an die Mährchen der 1001 Nacht erinnernden Eindruck. Wenn aber jemals irgendwo das Sprichwort, dass nicht Alles Gold ist, was glänzt, im Gedächtniss behalten sein sollte, so ist es hier. Schon ein Annähern an die Ufer des Stromes von der Mitte desselben aus berührt die N. olfactorii auf das Unangenehmste und ein einziger Spaziergang durch die Strassen und Gebäude, wo die Menschen, und nicht die Buddhas und ihre Priester, wohnen, lässt das ganze physische Elend der Bewohner uns entgegenstarren. Und doch haben sie immer noch genug, um eine faullenzende Bonzen-Gesellschaft, hier Talapoins genannt, von nah an 30,000 Mann nebenbei zu ernähren. Es ist aber nicht etwa der persönliche Geruch der Race, wie in von Negern bewohnten Ortschaften, der sofort in die Sinne fällt, es ist der Geruch ihrer Lieblingsgerichte und hauptsächlichsten animalischen Nahrungsmittel, der uns beleidigt. Ihre gewöhnlichen Speisen sind Reis, Fische, Gemüse und Früchte. Brod verstehen sie nicht zu bereiten, dagegen haben sie eine Art von Kuchen aus Weizenmehl. Die Chinesen und die Wohlhabenderen geniessen auch Schweinefleisch, Hirschfleisch, Geflügel aller Art und Schildkröten. Frösche, Seidenwürmer, Fledermäuse, Ratten, Krokodile, Boas und sogar Ameisenpuppen werden von der niederen Classe verspeist. Das ginge nun noch Alles an und würde den Geruch nicht weiter beleidigen. Aber sie gebrauchen zu allen ihren Mahlzeiten, wie wir Salz oder Pfeffer nehmen, eine Menge von einer Sauce, die sie Nam-Phrik nennen und die mit einer abscheulich stinkenden, aus verfaulten Krabben angefertigten Paste, Namens Kapi, zubereitet wird. Der Geruch eines recht fauligen Limburger Käses ist nur ein schwaches Abbild des Gestankes dieser faulen Krebsmasse. Ein anderes, nicht minder übel riechendes Gericht ist beinah jeder Fisch, den sie geniessen. Er wird nämlich nie frisch, sondern stets erst, wenn er den kräftigsten haut gout entwickelt, zur Verspeisung für brauchbar gehalten. Um diesen Genuss recht in extenso zu haben, ohne dabei durch Kauen die Geschmacksnerven in weitere Berührung mit der Delicatesse bringen zu müssen, bereiten sie eine Art von Lake oder concentrirtem Extract aus faulen Fischen, indem sie dieselben in einen grossen irdenen Krug thun, ihn mit Salzwasser füllen, dann den Inhalt kochen, bis er ganz zerflossen ist und nun diese Jauche mit frischen aromatischen Krautstengeln, Pfeffer, Orangenblättern, Mangosprossen etc. austunken. Von welchem Einfluss der fortgesetzte Genuss fauliger Nahrungsmittel auf den menschlichen Organismus, besonders in heissen Klimaten, ist, bedarf leider noch einer genauern Untersuchung. So viel möchte sich wohl aber a priori feststellen lassen, dass nicht nur die rein chemische Einwirkung der fettsaueren Ammoniakverbindungen hierbei mitspielt, sondern auch die in allen faulenden Flüssigkeiten sich vorfindenden niedrigsten Organismen animalischer und vegetabilischer Natur, deren Uebergang in die Lymphgatten nicht bezweifelt werden kann. An einem anderen Orte habe ich die Hypothese aufgestellt, dass, durch Einbringung dieser Producte der Fischfäulniss in die Säftemasse, in den peripherischen Capillarbezirken der Haut die Vorgänge entstehen, welche wir als den Aussatz bezeichnen, und die Analogie dieser Krankheit mit der Pellagra und dem chronischen Ergotismus hervorgehoben, deren Ursprung in der Einbringung eines vegetabilischen und zwar, wie mir immer mehr deutlich wird, eines organisirten, sporenartigen Stoffes, etwa eines Gährungspilzes, in die Lymph- und Blutströmung zu suchen sein wird. Ist dies der Fall, so fällt auch eine Erklärung der Vernarbung des Leidens, sowie der Contagion durch gewisse Secrete des ergriffenen Körpers, z. B. des Urines, nicht mehr schwer.

Die übrigen äusseren Einflüsse des Lebens in Bangkok reduciren sich für den Eingeborenen auf ziemlich unwichtige Dinge. Das Wasser des Menam, so abscheulich es auch aussieht und riecht, ist von wenig Einfluss auf den Siamesen, da er es nur gekocht als Thee geniesst und, wenn er sich sonst den Durst löschen will, es nur auf kurze Zeit in den Mund nimmt und dann wieder ausspeit. Kleidung und Wohnung sind, dem Klima entsprechend, dünn und luftig, und bei dem Wechsel der trockenen und nassen Zeit doch zweckentsprechend dicht genug. Einen eigenthümlichen Eindruck macht die schwimmende Stadt unter den beiderseitigen Ufern des Menam. Die ganz zierlich und solide aus Tiekholz gebauten Häuser schwimmen auf grossen mächtigen Flössen von Bambus, an verticalen Pfählen mittelst starker Taue von Rottang festgebunden; bricht Feuer aus, so kappen sie die Kabel der Häuser und treiben bunt durcheinander, um weiter unten zu ankern. Gegen die Einwirkung der Sonnenstrahlen schützen sie sich durch einen enorm grossen Hut von Gestalt eines umgekehrten irdenen Kuchennapfes, der mittelst eines in der Mitte seiner Oeffnung angebrachten Ringes von Rohrgeflecht auf dem Kopfe festgehalten wird und so freie Circulation der Luft im Innern des Hutes erlaubt. Diese höchst praktischen Hüte sind nun fast im ganzen tropischen Asien durch die Chinesen verbreitet und werden in allen möglichen Formen, bald oval, bald rund, bald schildförmig, bald wie ein Helm gemodelt, von allen Europäern daselbst mit Vorliebe getragen. In London werden schon seit mehreren Jahren höchst elegante Helme von Filz nach diesem Princip construirt und auch für die europäischen Regimenter in Indien und China dergleichen Kopfbedeckungen angefertigt. Die Seesoldaten des preussischen Geschwaders wurden ebenfalls mit solchen Helmen draussen versehen und liess diese Maassregel nichts zu wünschen übrig, als dass sie zur stetigen Richtschnur für diese Klimate erhoben würde. Sonnen- und Regenschirme sind fast nur bei den Wohlhabenderen und Grossen in Gebrauch; der gewöhnliche Mann, der mehr im Canoe zubringt als auf der Strasse, bedarf seiner Hände zum Rudern.

Beide Geschlechter kleiden sich fast ganz gleichmässig; ein 4—6 Ellen langes Stück Seiden- oder Baumwollenzeug wird um die Hüften geschlungen und hängt entweder wie ein Rock herunter oder wird an den Zipfeln zwischen den Schenkeln hindurch gezogen und dann zu einer Art Hose zusammen gefaltet. Um die Brust wird eine breite Schärpe, bei den Weibern meist Seide, bei den Männern weisser Musselin, geschlungen, so dass die Zipfel vorn und hinten herunterhängen. Nur die Vornehmeren tragen chinesische Sandalen, sonst geht man barfüssig. Vom October bis Februar tragen alle Leute eine anschliessende Aermelweste: nur die Reichen tragen hierüber noch eine weite japanische Jacke von kostbareren Goldbrocatstoffen. Die Kinder gehen ganz nackt, so lange bis sie selbst im Stande sind ihre obige Kleidung, den Sarong oder Languti, umzubinden. Die Mädchen allein tragen als einziges Kleidungsstück ein kleines herzförmiges Gold- oder Silber-Blech vor den pudendis an einem Faden. Einen merkwürdigen Eindruck macht es, dass man von Sonnenuntergang bis Morgens gegen 8 Uhr alle diese kleinen nackten Kerle ganz gelb angemalt findet. Jeden Abend werden sie sorgfältig von der Mutter mit Curcuma-Decoct übergepinselt und Morgens wieder abgewaschen. Ob man dieser Procedur einen besondern Einfluss zuschreibt oder ob man die Musquitos dadurch abhalten will, konnte ich nichterfahren.

Der Genuss von sonstigen diätetischen und anderen Reizmitteln ist sehr verbreitet. Arak und aus diesem und Sternanis bereiteter Liqueur sind sehr beliebt. Tabak wird reichlich angebaut und aus Pfeifen und Cigaretten viel geraucht, auch mit Betel zusammen gekaut. Opiumrauchen ist erst seit noch nicht 40 Jahren eingeführt und trotz des anfänglichen Sträubens der Regierung jetzt weit verbreitet. Es ist aber noch heute Gesetz, dass jeder Siamese, der beim Opiumrauchen betroffen wird, sich den Zopf wie ein Chinese wachsen lassen muss und jährlich 8—10 Thaler Steuer bezahlt; thut er beides nicht, so kann er zum Tode verurtheilt werden. Der Opium, dessen Monopol an Chinesen verpachtet ist, wird aber hier seltener rein, sondern meistens mit Tabak vermischt geraucht. Vielfach aber wird jetzt an Stelle des Opiums das billigere Haschisch oder besser der Hanf selber geraucht. Man findet in den Bazaren das trockene Kraut in grosser Menge zum Verkauf ausgestellt.

Die Hautcultur ist bei den Siamesen sehr ansehnlich durch Bäder und Uebergiessungen vertreten. Man kann fast keine 50 Schritt auf dem Strome und den Canälen fahren, ohne Badende und sich Begiessende zu treffen. Sie wechseln jedes Mal beim Baden ihren Sarong und pflegen ihre Haare sehr sorgfältig und sind in jeder Beziehung sonst ein sauberes und reinliches Volk.

Von sonstigen auf die Gesundheit influencirenden Bräuchen ist das Anzünden eines recht grossen Feuers im Gemach der eben entbundenen Weiber zu erwähnen. Die Wöchnerin liegt dicht neben diesem Feuer und verlässt es 2—3 Wochen nicht, es mag nun draussen so heiss sein wie es will. Fragt man bei solchen Vorkommnissen nach der Frau des Hauses, wo sie sei, oder dergl., so erhält man zur Antwort: „Sie ist im Feuer.“ Der Grund dieses sonderbaren Gebrauches scheint ein mystischer, mit dem Glauben an die Gewalt der buddhistischen Geister über die Unreinen — und solche sind Wöchnerinnen — zusammen hängender zu sein. Gesäugt werden die Kinder bis ins dritte Jahr und erhalten nebenbei Reis und Bananen zur Speise.

Bangkok's Klima ist ein sehr regelmässiges, geringen Veränderungen unterworfenes. Seit dem Jahre 1835 sind mit Einführung der ersten amerikanischen Mission*) durch die Herren Dean und Bradley ziemlich regelmässig meteorologische Beobachtungen angestellt worden und besonders seitdem der Arzt der englischen Gesandtschaft, Dr. Campbell, für den Board of trade hier mit dessen vorzüglichen Instrumenten observirt, sind diese Tafeln sehr ausführlich und unterrichtend. Von ganz besonderer Wichtigkeit für praktische Zwecke sind des genannten Herren Fluth-Tafeln, auf langjähriger Beobachtung des in scheinbar ganz unregelmässigen Schwellungen wachsenden und fallenden Flusses beruhend.

Die Windrichtung ist einem in den Jahreszeiten wechselnden Typus unterworfen. Der SW.-Monsun beginnt im April, dauert bis November und macht dann dem NO. Platz. Orcane und Wirbelstürme sind in Siam ganz unbekannt. Sogenannte „white squalls“ (Weisse Böen) sollen dann und wann im Mai über den Golf hinziehen; schwere Stürme fehlen auch im Golf gänzlich. Unter der Küste, besonders auf der Barre des Menam, einige 30 engl. Meilen von Bangkok, sind Land- und Seebrisen vorherrschend, je nach dem Monsun aus O. und W. wehend.

Im April fängt mit Aufhören des NO. der Regen an, wird am stärksten im Juli oder August, unter Begleitung von fast täglichen, schweren elektrischen Entladungen. Mit Aufhören des SW. fängt die trockne Jahreszeit an, zuerst noch von gelegentlichen kurzen Schauern begleitet, bis zum Frühjahrs-Aequinoctium, an welchem

*) Der erste protestantische Missionar in Bangkok war eigentlich unser Landsmann Gützlaff 1828.

meist ein heftiges Gewitter losbricht. Bis Mitte April ist dann wieder ein wenig, oft auch gar kein Regen. Die trockene Jahreszeit wird von den Siamesen noch in die heisse und die kalte getheilt, diese vom November bis Februar, jene bis zum April reichend. Die Siamesen sind zur kalten Zeit ungemein frostig und empfindlich; sie hüllen sich dann in Decken ein und kauern um Feuer herum. Selbst den Europäern wird dann des Nachts so frostig zu Muthe, dass sie sich mit 2—3 wollnen Decken zudecken lassen. Ich entsinne mich, dass ich im Januar 1862, in der grössten Hitze und tüchtig transpirirend, mich ins Bett legte und gegen 3 Uhr Morgens zähneklappernd erwachte und dies so oft durchmachte, bis ich mir Decken genug verschafft haben konnte, die ich mir Morgens überlegen musste. Die Temperatur-Schwankungen sind in diesem Monat aber auch die grössesten von allen anderen und diesen scheint es hauptsächlich zu zuschreiben zu sein, dass, trotz der Gleichmässigkeit des Klimas, die Fremden sich zuerst sofort mit einem tüchtigen Catarrh acclimatisiren. Dieser Catarrh der olfactorischen und respiratorischen Schleimhaut herrschte im Januar 1862 auch in ausgedehntem Maasse unter denjenigen Mitgliedern unserer Expedition, die in Bangkok wohnten, so lange, bis durch anhaltende kalte Sturzbäder und Waschungen die Haut abgehärtet worden war.

Eine genauere Bestimmung dieser Temperatur-Schwankungen wird weiter hin in einer übersichtlichen Tafel gegeben werden.

Die ersten englischen Beschreiber und Beobachter Bangkok's haben sein Klima als ein ganz vorzügliches dargestellt; es sei nicht so malariös wie Java, Sumatra, Burmah und Bengalen, trotz des niedrigen, dicht bewachsenen, morastigen und dicht bewohnten Terrains. Ein Schriftsteller berichtet 1837, „dass er seit 1½ Jahren im eigentlichen Herzen der Stadt wohne und dass ihm unter 3450 Patienten, die er in 14 Monaten behandelt, nur 18 Fieber-Kranke vorgekommen seien, und diese alle vom leichtesten intermittirenden Charakter. Chronische und acute Hepatitis, die Plage Bengalen's und Burmah's, sei sehr selten, Phthisis sogar ein vollkommen unbekanntes Ereigniss. Die Hauptleiden der Eingeborenen seien Pocken, Hautkrankheiten anderer Art, Ophthalmien, Rheumen, Syphilis, Durchfälle, Dysenterien, Tumeren. Auch hier gilt dasselbe, was schon weiter oben bei Besprechung von Shanghai erwähnt wurde. Spätere Beobachter, besonders Dr. Bradley, berichten etwas anders; z. B.: „Aber ich muss hierbei eingestehen, dass ich früher das Klima und seine Salubrität auch zu hoch geschätzt habe, wenn ich Fieber für Seltenheiten und Phthisis für unbekannt erklärte. Aus einer mir nicht erklärbaren Ursache haben die intermittirenden Fieber seit 1840 in diesen Landstrichen bedeutend zugenommen und Todesfälle durch Lungentuberculose sind von nicht seltenem Vorkommen gewesen!"

Sieht man in diesen Kalendern die Chronik der wichtigsten Ereignissen durch, so wird man eine grosse Anzahl von Todes-Fällen unter den Europäern, besonders unter den weiblichen Mitgliedern der Missionen, an Lungentuberculose verzeichnet finden und den berechtigten Schluss daraus ziehen, dass das gleichmässige Klima Bangkok's die Fortschritte dieser Krankheit nicht hemmt, vielmehr sie sogar befördert, wie der Aufenthalt in den Tropen überhaupt denn von bekanntem, feindlichem Einflusse auf diese Krankheit ist. Die Eingeborenen selbst leiden sehr selten daran; in Bradley's Listen sind nur 2 Fälle verzeichnet.

Dass die erwähnten Temperaturschwankungen mit ihrem Gefolge von Catarrhen die Hauptschuld tragen an diesem Verhältniss, scheint einzuleuchten.

Die meteorologischen Beobachtungen aus den Jahren 1835 und 36 sind nicht genau verzeichnet worden; es wird nur bemerkt, dass in der kalten Zeit das Quecksilber nicht unter 15° C. fiel und dass es diesen Punkt auch nur zwei Mal erreichte; das Maximum war 35° C., ein Mal, selten erreichte es die Höhe von 32½°. In der heissen Zeit sank es nie unter 24° und erreichte selten 35°. Genauere Witterungstafeln sind aus den Jahren 1840—47 vorhanden. Hiernach ist die mittlere Jahrestemperatur, aus 8 Mitteln berechnet = 27°,5 C. Die mittleren Monatstemperaturen gestalten sich so:

Januar . . .	24°,75,	Mai . . .	28°,75,	September . .	27°,25,
Februar . .	26°,25,	Juni . . .	28°,25,	October . . .	27°,00,
März	28°,75,	Juli . . .	27°,75,	November . .	27°,00,
April	29°,00,	August .	27°,60,	December . .	24°,30.

*) Bradley, Supplem. to the Bangkok Calendar for. 1859. pag. 30.

Die extremsten Temperaturen dieser 8 Jahre waren 12° und 36°,25.

Uebersicht der mittleren, grössten und geringsten Temperaturschwankungen im Tagesverlauf aus den Jahren 1845—47.

	Mittlere			Grösste			Geringste		
	Tägliche Schwankung des Thermometers.								
Monate.	1845	1846	1847	1845	1846	1847	1845	1846	1847
Januar	9°,0	8°,0	8°,25	13°,0	12°,2	11°,25	5°,6	0°,6	6°,2
Februar	7°,0	7°,0	8°,5	9°,0	11°,2	11°,7	1°,8	2°,8	4°,5
März	6°,2	6°,5	7°,5	8°,5	9°,0	11°,25	1°,8	2°,8	0°,6
April	5°,8	6°,0	7°,6	8°,5	7°,7	10°,0	2°,1	3°,8	4°,5
Mai	5°,5	5°,8	5°,7	9°,0	7°,7	8°,3	2°,1	1°,8	2°,1
Juni	4°,5	5°,2	5°,7	8°,5	6°,7	7°,7	2°,1	2°,8	3°,2
Juli	5°,9	4°,5	5°,0	8°,5	8°,5	6°,8	1°,8	1°,2	2°,8
August	5°,25	4°,6	4°,8	9°,0	6°,7	6°,8	2°,1	2°,1	2°,1
September	5°,0	4°,5	4°,7	7°,2	6°,7	10°,0	0°,6	2°,1	2°,8
October	4°,7	4°,25	4°,4	9°,0	6°,7	6°,2	1°,2	1°,2	2°,8
November	5°,9	4°,0	4°,6	7°,2	6°,7	7°,1	3°,2	1°,8	0°,6
December	7°,0	6°,2	5°,7	9°,0	8°,5	7°,7	3°,8	3°,2	3°,2

Regentafel für Bangkok.

	Regentage.					Höhe des Regens in Zoll.		
Monate.	1840	1841	1842	1843	1844	1845	1846	1847
Januar	1	1	1	0	2	0	0,30	0
Februar	3	1	2	9	2	0	1,70	0
März	2	1	11	3	4	4,72	0,50	0
April	9	5	10	5	8	9,32	0,30	8,30
Mai	18	19	20	10	18	9,84	2,55	8,54
Juni	21	15	23	12	21	8,13	10,94	5,10
Juli	16	14	12	18	20	5,03	6,20	6,12
August	19	17	11	15	25	9,58	7,26	11,30
September	14	12	18	21	21	18,66	13,84	12,00
October	9	17	14	9	16	8,94	5,94	7,35
November	8	11	4	2	12	2,20	3,03	5,46
December	6	5	1	6	3	0,10	0,0	0,0
						77,52	52,60	64,17

Die neueren Beobachtungen mit genauen, selbstregistrirenden

	Thermometer.				Barometer.			
Monate.	1858	1859	1860	1861	1858	1859	1860	1861
Januar . . .	24,7	24,8	25,2	25,8	30,09	29,94	29,86	29,82
Februar . .	26,2	26,8	27,0	25.0	30,04	29,95	29,82	29,82
März . . .	28,2	28,2	28,0	28,0	30,01	29,90	29,77	29,78
April . . .	28,1	28,45	28,7	27,4	29,97	29,85	29,75	29,71
Mai	28,4	28,8	27,6	28,0	29,79	29,74	29,69	29,65
Juni	28,8	28,0	27,5	27,3	29,77	29,72	29,65	29,68
Juli	28,2	27,6	28.0	27,1	29,75	29,70	29,70	29,67
August . . .	28,4	27,7	26,5	27,4	29,76	29,74	29,69	29,67
September . .	27,6	27,2	26,5	27,0	29,78	29,75	29,72.	29,67
October . .	27,5	26,7	26.7	26,4	29,85	29,77	29,76	29,73
November . .	24,3	25,2	25,5	26,4	29,99	29,86	29,83	29,81
December . .	25,8	23,0	24,2	24,2	29,94	29,90	29,85	29,89
	27,1	27,0	26,8	26,8				

Nach diesen Beobachtungen wäre somit die mittlere Jahres-Temperatur nur 26°,92 statt wie früher 27°,5.

Mittheilungen über die Krankheitsconstitution Siam's und Bangkoks sind sehr wenige vorhanden, obgleich bei der früheren Bekanntschaft der französischen Jesuitenpatres dazu Veranlassung genug gewesen wäre. Seit 1659 durch den Griechen Constantin Phaulcon mit Europa in Verbindung gebracht und von vielen katholischen Missionären auch beschrieben, sind doch bis heut nur 3—4 kurze Mittheilungen nosologischer Natur aus Siam bekannt gemacht worden. Die älteste findet sich in de la Loybère, new historical account of the Kingdom of Siam, 1687, II. vol. fol., in welchem berichtet wird, dass damals ein französischer Jesuit Paumart Leibarzt des Königs von Siam war und dass nach seinen Mittheilungen das methodische Kneten und Massiren des Körpers gegen viele Krankheiten angewendet wurde, sogar bei schwieriger Geburt. Sonst wurden knappe Diät und schweisstreibende Mittel häufig gebraucht, auch einige mineralische Arzneimittel. Von den

Instrumenten des Dr. Campbell ergeben folgende Resultate:

Pluviometer.								Hygrometer.			
Tage	Zoll	Tage	Zoll	Tage	Zoll	Tage	Zoll	(Thaupunkt.)			
	1858		1859		1860		1861	1858	1859	1860	1861
1	—	0	—	2	0,592	2	0,271	21,0	20,0	22,0	21,0
2	—	8	0,797	2	0,0	5	0,754	23,0	22,7	24,0	20,3
4	2,187	6	0,135	6	0,526	6	2,353	24,3	24,0	23,5	23,5
15	4,699	3	0,061	8	1,842	21	4,045	24,6	23,5	23,7	24,0
20	13.252	17	4.261	25	15,69	20	10,614	25,5	24,0	24,6	24,5
14	4,118	18	6.135	20	11,934	22	9,880	25,2	24,0	24,5	24,3
22	11,998	19	4,645	23	7,955	16	7,173	24,5	24,2	23,7	24,6
21	6,836	19	7,320	16	4,273	22	3,367	24,2	24,4	23,2	22,9
20	6,543	19	10,065	26	16,317	26	8,825	24,4	24,0	23,7	24,3
20	4,974	20	3,909	25	12,152	17	6,689	25,1	23,5	23,5	23,4
2	0.077	7	3,085	12	2,276	12	7,262	19,8	21,1	22,5	22,7
3	0,174	1	0,580	4	0,00	4	0,174	23,5	20.2	19.7	20,4
144	54,58	137	40,993	169	70,56	173	61,412				

Jesuiten hatten sie die Chinarinde kennen gelernt und wendeten dieselbe schon damals vielfältig an.

Bischoff Pallégoix und Sir John Bowring, die beiden ausführlicheren Beschreiber Siam's, sprechen fast gar nicht über einheimische Krankheiten; sie erwähnen den Aussatz, die Syphilis, die Pocken, die Augenkrankheiten, lassen im Uebrigen das Feld ganz brach liegen.

Der schon öfters erwähnte Dr. Bradley hat zwei Berichte über seine Hospitalpraxis veröffentlicht, über die Jahre 1835—36 und 1845—46. Hiernach wurde das Hospital unter günstigen Auspicien am 5. August 1835 ausserhalb der Stadt auf dem Ostufer des Menam eröffnet, musste aber auf Befehl der Regierung, bei der die protestantische Mission verdächtigt worden war, schon am 5. October wieder geschlossen werden. Nach langen Debatten wurde die Wiedereröffnung am 21. December wieder gestattet, auf einem anderen Platze und in einem schwimmenden Hause. Es wurden im Ganzen in diesem Zeitraum 3560 Patienten behandelt,

2884 Männer, 763 Weiber. Nach den Altersklassen vertheilen sich diese Mengen folgendermassen:

0—10 Jahr	177,	40—50 Jahr	498,	80— 90 Jahr	25,
10—20 „	534,	50—60 „	415,	90—100 „	3,
20—30 „	774,	60—70 „	268,	über 100 „	1.
30—40 „	859,	70—80 „	98,		

Die Dauer aller dieser meist eingewurzelten Krankheitsfälle betrug zusammen 9828 Jahre, durchschnittlich also 2,69 Jahre für den einzelnen. Mehr als die Hälfte waren allerdings Geschwüre und Augenleiden, die oft viele Jahre alt waren. Besonders häufig und hartnäckig ist das Pterygium, welches oft beiderseits gleichzeitig von beiden Augenwinkeln auftritt und meist schon in 2—3 Wochen die Cornea überzieht. Weiterhin wird der Lepra anaisthetos eine grössere Berücksichtigung zu Theil; sie wird ziemlich ausführlich beschrieben und die Ohnmacht der ärztlichen Kunst, wenigstens der des Beschreibers, gegen dies Leiden erwähnt.*) Im Uebrigen lässt der Bericht sehr viel fromme Wünsche übrig; von pathologisch-anatomischen Begriffen findet man wenig darin. Das Auftreten z. B. secundärer melanotischer Geschwülste im Darm und Mesenterium nach Exstirpation eines Carcin. melanodes der Fusssohle ist dem Verfasser etwas ganz Neues. Unter den Krankheitsnamen kommen die wunderbarsten Bezeichnungen vor, z. B. Vergrösserung der Nase (wahrscheinlich beginnende facies leonina bei Leprösen), ferner Verhärtung des Unterleibes, eiterhaltiger Urin; Schmerzen in der Seite, in der Brust; weisser Urin etc. etc. Der zweite Bericht ist eigentlich noch werthloser und entschuldigt den Verfasser wegen der Kargheit seiner bisherigen Mittheilung damit, dass er wegen Ueberbürdung mit andern Arbeiten (!) dem ärztlichen Dienste nicht Zeit und Aufmerksamkeit genug widmen konnte. Die Anzahl der in den verflossenen 10 Jahren behandelten Fälle, die Vaccinationen einbegriffen, betrug 12,572 Fälle. Bei einem solchen Material hat man also doch gewiss eigentlich das Recht zu erwarten, etwas Besseres zu hören, als hier vorgetragen wird! Das Hospital ist allerdings sehr klein gewesen; es fasste nur 10 bis 11 Betten. Aber es erscheinen doch täglich 40—60 ambulante Patienten, denen mit Assistenz eines portugiesischen und

*) S. darüber meine Mittheilungen in Virchow's Archiv. Januarheft 1863.

eines siamesischen Gehülfen täglich 1—2 Stunden gewidmet werden. Die Liste für dies Jahr umfasst 1308 Fälle, wovon 1017 Männer.

Auffällig ist es mir gewesen, dass in beiden Listen nur zwei Fälle von Hydrocele aufgeführt sind, da diese Krankheit doch in Bangkok so einheimisch ist, dass sie in den Jahren von 50 ab und darüber fast jeden Eingebornen befällt. Ich vermuthe daher, dass, bei der genauen Bekanntschaft der Einwohner mit diesem Leiden, sie keine fremde ärztliche Hülfe in Anspruch nehmen, so wenig wie gegen das Ergrauen der Haare, und dass deshalb diese Auslassung erfolgt ist. Es hätte sich aber doch jedenfalls einer Erwähnung dieses Umstandes verlohnt. In der That ist nach meinen Erfahrungen und den Mittheilungen des Prinzen Chroma Luang Wongsa, Dr. med. der Universität New Brunswick, U. S. diese Krankheit endemisch. Ursachen dafür aufzufinden ist noch nicht gelungen und liegt auch weder in den Gewohnheiten und Sitten, noch in den localen Verhältnissen irgend ein Grund dazu verborgen.

Bangkok ist ein Brutnest der Cholera. Es sind wiederholt grosse Epidemien über die Stadt wie über das ganze Reich hinbezogen. Die erste grössere trat auf im Jahre 1819, die zweite 1822. Die Rathlosigkeit der Einwohner und die Hülflosigkeit aller Mittel beinah war grenzenlos. Mitte Juni 1849 brach wieder eine grosse Epidemie aus. Es starben in den ersten 12 Tagen allein 20,000 Menschen, später noch 30,000. Es mangelte an Holz zum nationalen Verbrennen der Cadaver; selbst die Hunde und Geier, denen arme Verstorbene sonst vorgeworfen werden, waren zu satt, um die Masse der Leichen zu verzehren. Man warf sie also in den Strom und lies sie den Fischen und Krokodilen zur Beute.

Malariafieber tritt, wie ich schon bei Bangkok erwähnte, oft in einer Form auf, die der Cholera täuschend ähnlich sieht, aber durch Chinin heilbar ist. Hier hat man die Chininbehandlung noch nicht versucht, lobt aber die Erfolge grosser Calomeldosen sehr. Besonders wird immer ein Fall hervorgehoben, in welchem ein Cholerakranker in 5 Stunden über 100 Gran Calomel nahm und genas. Im Uebrigen sind die Mittheilungen über Cholera in

Bangkok ganz spärlich und von keinem, kaum einmal historischen. Interesse.

Ueberrascht hat mich der Umstand, dass Bradley in seiner ersten Liste 8 Fälle von Hemeralopie anführt, indem die Besatzung Sr. Maj. Schiff „Arcona" nach kurzem Aufenthalt auf der Rhede von Bangkok auch an diesem Uebel erkrankte. Die Verhältnisse sind hier allerdings vollständig geeignet dies Leiden zu erzeugen.

Grössere Schiffe ankern in einer Entfernung von $2\frac{1}{2}$—3 deutschen Meilen vom Saum des niedrigen, mit dichten Dschunglen besetzten Landes. Nur bei ganz klarem Wetter ist man im Stande, vom Deck eines grossen Schiffes den dunklen Rand des Landes zu erspähen; sonst umgiebt nur bleigraues Wasser und ein mit demselben am Horizont in diesigen Luftschichten verschwimmender Himmel auch von blaugrauer Farbe das Schiff. Diese monotone Färbung der ganzen Umgebung, verbunden mit dem intensiven und blendenden Licht der Tropensonne, reflectirt von den weissgestrichenen Innenwänden des Schiffes, greift die Seekraft in kurzer Zeit so stark an, dass man die heftigste Lichtscheu empfindet, wenn man das Deck von den inneren, dunkleren Theilen des Schiffes aus betritt. Noch intensiver wird die Reizung und nachfolgende Abstumpfung der Opticus-Ausbreitung, wenn man lange Zeit in einem niedrigen Boot gesessen hat und der Horizont somit noch enger und einfarbiger geworden ist. An Bord des Schiffes hat man hie und da wenigstens noch einen Ruhepunkt für das Auge an einem schwarzen, braunen oder sonst andersfarbigen Gegenstande; im Boot ist das Alles fast unmöglich. Nun rudert man 6—8 Stunden um an die Flussmündung zu kommen, lässt die Leute arbeiten und Wasser schöpfen und kehrt mit Sonnenuntergang zurück. Sowie es dunkel wird, ist fast die ganze Bootsbesatzung hemeralopisch. Es klingt ordentlich lächerlich, den Austausch der Meinungen über dies Ereigniss unter den Matrosen zu vernehmen, so unerwartet tritt dies auf. An Bord stolpern sie über Alles, fallen durch die Luken u. s. w. Dieser Zustand hält Tage lang, Wochen lang an, verschlimmert sich zuerst und löst sich nach längerem Aufenthalt im Dunklen, in den alten Gesundheitszustand wieder auf oder hinterlässt Amblyopie. Jede Exposition an intensives oder einfarbiges Licht bringt sofort ein Recidiv.

Unsere Leute hatten 6—8 solcher Recidive. Besonders litten die Bootsbesatzungen, dann die längere Zeit auf Deck arbeitenden Leute, kein Officier oder Beamter, selten ein Unterofficier oder ein Mann des Maschinenpersonals. Bei allen stellte sich heraus, dass die Iris erlahmt war und sich in einer faltigen Kräuselung, manchmal sogar förmlich frottirend, um die Pupille herumzog. Ich erwähne dieses Umstandes hier im Ganzen ausführlicher, um zugleich der in neuerer Zeit unter den englischen und französischen Marine-Aerzten geläufig gewordenen Ansicht, dass Hemeralopie mit Scorbut ursächlich zusammenhinge, entgegen zu treten. Diese Hemeralopie trat im Januar und Februar 1862 auf und zog sich mit ihren Recidiven noch länger hinaus. Neue Fälle kamen vom März ab nicht vor. Scorbutische Anfälle, sehr gelinder Natur, traten erst gegen Ende Juni auf und wurden durch Acid. citricum bald beseitigt. Dass 2—3 unter diesen auch hemeralopisch gewesen, ist denn doch aber ein zu schwacher Beweis des Causalnexus; es waren eben auch Bootsruderer, die am meisten den Strapazen und Entbehrungen und somit auch dem Scrobut ausgesetzt waren.

Diese Hemeralopie würde also auf eine peripherische Opticus-Lähmung mit Irradiation auf die Ciliasnerven und folgender motorischer Irislähmung zurückzuführen sein.

Mein College Dr. Eitner wird über den ganzen Verlauf dieser Schiffsendemie eine ausführlichere Mittheilung veröffentlichen.

Der Gleichförmigkeit wegen gebe ich schliesslich noch die Zahlen einiger der hervortretendsten Krankheiten Bangkok's.

Krankheiten.	1835	1845	Krankheiten.	1835	1845	Krankheiten.	1835	1845
Anasarca . . .	14		Haematurie . . .	3		Scrophula . . .	35	12
Ascites	5	8	Haemoptysis . . .	8	3	Scirrh. mamm. . .	3	6
Asthma	50	6	Hemiplegie . . .	3		Ulcera	118	378
Bronchorell . . .	2		Icterus	2		Variola	9	
Bronchitis . . .	30	3	Trismus	1		Helminthes . . .	7	9
Catarrh. bronch. .	31		Mania	1	1	Furunculi . . .	14	16
Chorea	7	1	Neuralia	1	2	Carbunculus . . .	1	1
Diarrhoea	37	37	Phthisis	2	4	Ecthyma	101	
Dysenterie . . .	6	14	Pneumonia . . .	7		Eczema	3	
Dysurie	6		Paralysis	24	1	Pachydermie . . .	9	1
Epilepsia	2		Hämorrhois . . .	38	7	Lepra	67	13
Febr. intermitt. . .	18	68	Rheuma	400	64	Erysipelas . . .	1	
Fistula ani . . .	7		Roseola	3		Herpes	166	23
Fung. haemat. . .	2	1	Renitis	3		Impetigo	65	3
Gonorrhoea . . .	5	10	Calculi urin. . . .	3	3	Psoriasis	175	25
Lithiasis	2		Syphilis	136	45	Ichthyosis . . .	7	
Diabetes	—	14	Scabies	40	13	Frambösia . . .	—	68

Hiermit schliesst der Kreis unserer Erfahrungen und Beobachtungen im fernen Osten vorläufig ab. Ich bin mir wohl bewusst, dass diese compilatorische Arbeit nur sehr geringes Verdienst und Interesse in Anspruch nehmen kann, gebe mich aber der Hoffnung hin, dass sie vielleicht einmal, bei eingehender Bekanntschaft mit diesen Gegenden und Nationen, Veranlassung zu umfassenderen und eindringerenden Untersuchungen geben wird und dass sie das bisher bekannte Material in übersichtlicher Zusammenstellung zukünftigen Arbeitern bieten kann. Kaum wage ich mich mit der Aussicht zu schmeicheln, dass sie bei dem zunehmenden Verkehr unserer deutschen Schifffahrt in jenen Gegenden den Führern unserer Schiffe hie und da als ein kleiner Anhalt dienen werde. Da ich aus eigener Erfahrung aber weiss, wie oft man aus Segeldirectionen u. dergl. Büchern sich vergeblich Rath über die Gesundheitsverhältnisse eines Ortes erholen möchte, so glaube ich, dass diese Blätter auch in dieser Beziehung einigen Beifall erringen können.

Danzig, im December 1862. Dr. Friedel.

Nachtrag.

Während des Druckes vorstehender Seiten wurde Verfasser mit dem neuesten englischen Werke über China bekannt, mit „Gordon's China vom medicinischen Standpunkte in den Jahren 1860 und 1861 nebst einem Anhang über Nagasaki als ein Sanatorium." Gordon war im Medical-Departement der Armee und Vice-General-Inspecteur der Hospitale der englischen Armee in China während obiger Zeit. Ich ging mit grossen Erwartungen an das Werk, weil es von einem Manne herrührt, dem jedenfalls ein enormes Material aus den Acten des Medicinal-Stabes zu Gebote stehen und dem seine Stellung ebenso eine unumschränkte Uebersicht der dortigen Verhältnisse gewähren musste. Aber diese Erwartungen wurden nur theilweise realisirt. Es handelt das Werk fast ausschliesslich von Tientsin (auf pag. 90—440), während alles Uebrige über China auf den ersten 90 Seiten abgehandelt wird und Nagasaki mit 24 Seiten fortkommt. Dabei fängt dieser medicinische Standpunkt in den ersten Capiteln mit der Urgeschichte China's sich zu entwickeln an, berücksichtigt alles Mögliche, aber wenig genug die Morbilität und Mortalität; nur bei Tientsin wird die Darstellung ausführlicher. Im ersten Capitel über diesen „himmlischen Flecken" wird die Seltenheit schwerer Verbrechen, die geringere Anzahl der weiblichen Individuen, der auch hier häufig geübte Mord der weiblichen Neugeborenen, das Vorhandensein mehrerer öffentlicher Badehäuser,*)

*) Ich habe im Sommer keines derselben aufgefunden; Gordon war von Mitte December an daselbst anwesend und beschreibt die Badehäuser als Einrichtungen der erbärmlichsten und ekelerregendsten Art. Der Preis des Bades ist etwa drei Pfennige; das warme Wasser wird nur alle 24 Stunden gewechselt. Alle Altersklassen baden promiscue zusammen in denselben grossen Wannen.

die grosse Zahl von meist stark musculös entwickelten Bettlern und freiwilligen Flagellanten, die Häufigkeit der Variola, Behandlung der Cephalaea bei den Chinesen durch methodisches Kneifen und Massiren der Haut des Nackens und der Schulter (loco trockner Schröpfköpfe und schwedischer Heilgymnastik), die Existenz von Opiumrauchetablissements in grosser Anzahl (wobei ein Vergleich mit dem Säuferthum in Grossbritannien gezogen wird und dies Land der Cultur sehr schlecht wegkommt) und verschiedenes Andere erwähnt. Opium wird neuerdings in der Provinz Scheu-Si mit grossem Erfolg gezogen; es ist zwar nicht so gut wie das ostindische, aber bedeutend billiger und droht den englischen Markt in diesem Artikel zu beeinträchtigen. Unter den Nahrungsmitteln lernen wir die Früchte von Crataegus Layii und eine Fucus-Art, Gigartina tenax, kennen, aus denen Gelatinen bereitet werden. Mönchs- und Nonnen-Klöster (die Nonnen haben keine verstümmelten Füsse) sind vorhanden; eines der letztern wurde später englische Caserne. Eine grosse mohamedanische Gemeinde existirt ferner in der Stadt. Die Häuser der Mitglieder dieses Cultus sind kenntlich an der Bezeichnung ihrer Thüren und Laternen, „dass sie keine Schweine essen.“ Sonst gleichen sie im Aeusseren ganz den Chinesen. Sie sind etwa 10,000 Seelen stark und haben 3 Moscheen. Ferner existirt ein Findelhaus mit Abtheilungen für Taubstumme und Idioten; es wurde vor etwa 70 Jahren unter dem Kaiser Tien-Lung gegründet. Die Mädchen erhalten, wenn heirathsfähig, etwa 33 Thlr. Aussteuer von diesem Institute.

Das nächste Capitel, Topographie von Tientsin, bietet nichts Neues, ausser etwa, dass, als Truppentheile ausserhalb der Mauern dicht bei einem frisch aufgewühlten Erdreich campirten, unter denselben einige Fälle von Cholera auftraten, was Gordon dem Umstande, dass seit Jahrtausenden die Cadaver aller Generationen dicht unter und meist auf der Oberfläche des Bodens der Verwesung ausgesetzt werden, zuschreiben will. Mitte März beginnt die Vegetation aus dem Winterschlaf zu erwachen, Ende April steht Alles in voller Blüthe, Anfang Juni reift das Getreide und wird gegen Mitte desselben geerntet. Im Ganzen aber ist in früheren Beschreibungen das Klima und die Fruchtbarkeit der Gegend sehr überschätzt worden. Ausser Hirse und Mais wird auch jetzt die gewöhnliche Kartoffel und Baumwolle cultivirt; Reis fehlt und somit auch die reichliche Malariaquelle der Reisfelder.*) Hopfen, Tabak, Corchorus (woraus die Grasleinewand gefertigt wird), Hanf, Sesamum u. a. m. wird hie und da cultivirt.

Ausführlich wird, nach einer unbedeutenden zoologischen Auslassung, die Klimatologie abgehandelt.

---

*) Bei Tschifuh in Shantung habe ich noch ein Reisfeld, aber von sehr dürftiger Beschaffenheit, angetroffen. F.

Monat.	Celsius Temperatur. Maximum.	Minimum.	Medium.	Grösste monatliche Schwankung.	Grösste tägliche Schwankung.	Wasserdampf in %.	Ozon. Tage an welchen vorhanden.	Ozon. Gehalt.	Niederschläge.	Wind.	Sterblichkeits % unter Engl. pro Jahr berechnet.	
December 1860	+ 10,00	— 16,00	— 2,25	26,00	9,00	78,0	19	2,0	2 × Schnee. 0,042″	Nördlich.	5,16	
Januar 1861	+ 3,25	— 17,50	— 6,50	20,75	9,80	65,0 a)	26	2,0	2 × Schnee. 0,103″	Nördlich.	7,80	1 Sa stur
Februar . .	+ 7,75	— 18,50	— 8,25	26,75	10,25	67,0 b)	26	5,0	3 × Schnee. 0,065″	Veränderlich. N. u. S. vorher.	2,40	2 Sa stür
März . . .	20,00	— 7,75	— 5,50	27,75	13,50	46,0	28	3,0	2 × Regen. 0,695″	N. u. S. abwechselnd.	3,12	3 Sa stür
April . . .	30,50	+ 1,75	15,50	28,75	14,75	37,0 c)	18	3,0	1 × Regen. 0,03″	N. u. S. abwechselnd.	5,64	5 Sa stür
Mai . . .	34,50	5,00	19,75	29,50	14,50	48,0 d)	25	3,0	8 × Regen. 2,585″	SO.	2,04	3 Sa stürn
Juni	41,75	11,75	26,00	30,00	15,25	45,0 e)	24	2,0	6 × Regen. 1,795″	S. und W.	2,77	1 S stur
Juli	42,25	16,25	30,00	26,00	12,75	55,0	24	1,6	7 × Regen. 1,035″	Südlich.	12,36	1 S stur
August . .	37,50	15,75	27,00	22,05	11,50	60,0	22	2,0	12 × Regen. 6,75″	N. und W.	6,48	
September .	33,25	4,50	19,50	28,70	12,00	54,0	19	1,0	8 × Regen. 2,52″	Nördlich.	6,48	
October . .	25,00	3,00	14,25	22,00	13,50	54,0	24	1,5	1 × Regen. 0,40″	Südwestlich.	2,41	
November .	20,00	— 3,75	6,00	23,75	10,75	64,0	11	1,0	3 × Regen. 1,46″	N. u. S. abwechselnd.	1,20	

a) In 20 Tagen; an 9 Tagen war die Trockenheit so gross, dass Glaisher's Tafeln zur Berechnung nicht ausreichten; b) an 5 Tagen so tr wie bei a; c) an 5 Tagen wie bei a; d) an 2 Tagen wie bei a; e) an 3 Tagen wie bei a.

Die Sandstürme werden genauer beschrieben; sie sollen nicht den wirbelnden Charakter an sich tragen.*) Die Atmosphäre nimmt einen „luriden“ gelblich-braunen Farbenton an vorm Herannahen des Sturmes. Das Elektrometer zeigt einen rapiden Strom von + Elektricität aus der Atmosphäre gegen den Erdboden hin an, so stark, dass, wenn die Poldrähte des terrestrischen und atmosphärischen Conductor genähert werden, eine Kette von Funken überspringt. Der Poldraht des letzteren, in Berührung mit der Erdoberfläche gebracht, stösst den Sand und Staub derselben vor sich her, so dass man eine ganz von Sand freie Bahn auf einer Steinplatte etc. damit erzeugen kann; zugleich wird der Sand dabei in die Höhe und seitwärts geschleudert. Eine recht deutliche Einwirkung dieses Zustandes der Atmosphäre auf Kranke ist nicht ersichtlich gewesen.

Das Capitel über die Hygieine von Tientsin enthält nicht viel Bemerkenswerthes und beschränkt sich nur auf die Unterbringungsart der Truppen u. dergl. Statt der üblichen 600 Kubikfuss pro Mann in den Schlafsälen musste man sich mit 350 dergleichen begnügen. Ihre Feldration, bestehend aus 1 Pfd. Biscuit, $^1/_3$ Unze Thee, $^1/_2$ Unze Salz, 3 Unzen Reis, 1$^1/_4$ Pfd. frischem Fleisch, 2 Unzen Zucker, $^1/_3$ Unze Pfeffer, $^1/_8$ Quart Rum, wurden in der Stadt noch etwas erhöht. Gordon ist ein Gegner des neuerdings bei der englischen Armee in Aufnahme gekommenen Enthaltsamkeits-Principes, wenigstens für den harten Winter dieses Landstriches und gesteht, dass er selbst lieber „etwas zugleich heisses und mehr potentes Getränk“ vorzieht. Die Abneigung der Soldaten gegen frische Gemüse musste durch Corpsbefehle unterdrückt werden. Ganz anders war die Verpflegung der Sikhs, von denen etwa 300 Mann in der Garnison waren, sie erhielten täglich zwei Pfd. Reis oder Weizenmehl, $^1/_8$ Unze Gewürz, $^1/_4$ Unze Curry-Pulver (ein Gemisch von schwarzem und rothem Pfeffer, Nelken, Bockshornklee, römischem Kümmel, Ingwer, Curcuma etc.), $^1/_4$ Unze Salz, 4 Unzen Dhall (??), 2 Unzen Ghee (??) und $^1/_2$ Pfd. Fleisch, 2 Mal in der Woche. Ausserdem kauften diese Leute sich meist selbst

*) Dem steht des Verfassers Beobachtung eines solchen auf See, bei den Miau-Tau-Inseln im Golf von Petschili, entgegen; hier war es ein richtiger Wirbel-Sturm.

Geflügel, Fische, Gemüse etc. nach Bedarf. Eine sehr vollständige Liste aller Proviant- und Lazareth-Artikel folgt hierauf, woraus man die grosse Umsicht und Freigebigkeit bei Ausrüstung des Hospitalwesens kennen und schätzen lernt. Ich führe nur einzelne Artikel an; es waren z. B. vorhanden am 1. December 1860: 1030 Dutzend Ale und Porter, 420 Dutzend Portwein, 18,800 Quart präservirte Milch, 792 Pfund Arrowroot, 4881 $^1/_4$ Pfund-Büchsen Rindfleischextract, 6019 Pfund präservirte Fleischsorten, 10 Pipen Capwein, 220 Büchsen Cacao mit Milch, 364 präservirte Hühner etc. Das ganze Hospitalwesen wurde von einem Arzte geleitet, wie Gordon sich ausdrückt „zu unserm grossen Glück", wodurch die Zersplitterung durch „zu viele Departements" verhindert wurde, und es entstand „nicht die geringste Verlegenheit durch den Mangel einer sogenannten militärischen Spitze."

Die niedrige Bauart der einstöckigen Häuser wird als ein Mittel gegen ausgebreitete Epidemien zwar werthgeschätzt, aber die zu unvollkommene Absperrung derselben gegen den unterliegenden Grund und somit die stetige Aussetzung an die Boden-Effluvien getadelt. Die Administration des französischen Hospitalwesens, wo der Arzt nur Verordnungen zu machen hat und sich um nichts Anderes im Hospital kümmern darf, besonders die Zersplitterung in zuviel Dienstzweige der Verwaltung, wird hart getadelt und die Anerkennung der englischen Maximen durch die französischen Collegen hervorgehoben.

Das interessanteste Capitel handelt von der Morbilität und Mortalität Tientsin's, d. h. nur unter Engländern und Sikhs. Es wird dabei nach monatlichen Zusammenstellungen verfahren. Folgende Tafel giebt eine ausreichende Uebersicht der numerischen Verhältnisse.

Monate:	December.		Januar.		Februar.		März.		April.		Mai.	
	Engländer.	Sikhs.	E.	S.	E.	S.	E.	S.	E.	S.	E.	S.
Stärke der Besatzung:	3488	283	3516	292	3473	291	3378	290	3346	298	3415	289
Krankenbestand am letzten des Monats:	244	29	282	12	241	10	217	9	201	14	164	11
Neuerkrankt:	402	62	472	40	356	23	311	17	301	31	282	29
Gestorben:	15	—	23	1	7	—	9	—	16	—	6	—
Kranken % zur Stärke:	11,52	21,15	13,42	13,69	10,25	7,10	9,20	5,86	8,96	10,72	8,26	10,03
Kranken % pro Jahr:	138,24	253,8	161,04	164,28	123,00	94,80	110,40	70,32	107,52	128,64	99,12	120,36
Todes % zur Stärke pro Jahr:	5,16	—	7,80	4,08	2,40	—	3,12	—	5,64	—	2,04	—
Zugangs % an zymotischen Leiden:	47,50	70,98	58,26	65,00	52,80	52,17	42,44	52,94	37,20	38,70	41,48	37,93
Todes % an zymotischen Leiden zu allen Todesfällen.	100,00	—	17,82	—	28,57	—	77,77	—	31,25	—	83,33	—

Monate:	Juni.		Juli.		August.		September.		October.		November.	
	Engländer.	Sikhs.	E.	S.	E.	S.	E.	S.	E.	S.	E.	S.
Stärke der Besatzung:	3416	289	3565	288	3667	288	3688	318	keine Data.		keine Data.	
Krankenbestand am letzten des Monats:	259	10	283	13	321	13	189	10				
Neuerkrankt:	451	27	675	30	508	29	359	16				
Gestorben:	8	—	37	1	20	—	20	—				
Kranken % zur Stärke:	13,20	8,34	18,68	10,41	13,85	10,0	9,78	5,03				
Kranken % pro Jahr:	158,40	112,08	224,68	124,92	166,20	120,0	117,56	60,06	118,08	—	105,00	—
Todes % zur Stärke pro Jahr:	2,77	—	12,36	4,08	6,48	—	5,48	—	2,41	—	1,29	
Zugangs % an zymotischen Leiden:	51,66	59,25	65,62	60,00	70,66	41,37	62,39	31,25				
Todes % an zymotischen Leiden zu allen Todesfällen:	75,00	—	51,35	100,0	85,00	—	95,00					

Eine aufmerksame Durchsicht dieser Tabelle ergiebt einige bemerkenswerthe Resultate:

1) Die Morbilität unter den Hindus ist eine kaum geringere wie unter den Engländern; im December, Januar, April und Mai überstieg sie diese. Im Ganzen stellte sich das Verhältniss jener zu den Engländern wie 135 zu 126 pro Jahr, wozu noch kommt, dass die Engländer dadurch im Nachtheile sind, dass ihre Officiere ungewöhnlich stark und andauernd krank waren und dadurch die englische Morbilität erhöhten; es waren 150,30 % Officiere im Jahre krank, zu 135,51 % Soldaten. Die Krankheiten der Hindus waren aber von leichterem Charakter und kürzerer Dauer, so dass sich im Ganzen ihre Dienstunfähigkeit zu der der Engländer wie 2,68: 5,49 herausstellte.

2) In den heissesten Monaten, von Juni bis September, leiden die Indier bedeutend weniger an klimatischen Affecten.

3) Die Sterblichkeit der Indier ist folgerecht auch eine weit geringere; bei 161 Todesfällen unter den Engländern verloren sie nur 2 Mann; das Verhältniss pro Jahr würde sich wie 5,68 zu 0,80 stellen. Zu diesen Verlusten durch Tod kommt noch eine nicht unbedeutende Anzahl durch Invalidisirung, die jährlich 4,18 % betragen würde. Der Totalverlust der Armee im Norden China's würde somit 10,59 % betragen haben. Ein Vergleich mit der Mortalität anderer englischer Stationen, die notorisch verderblich sind, zeigt dass Nord-China noch nicht zu den schlimmsten Aufenthaltsorten gehört. Es ist die Mortalität in Jamaica 6—13, Peschauer 5—12, Dinapore 2—11, Tschinsurah 2—14, Fort William 3—8, Dum-Dum 3—20, Berhampare 6—9; in der Krim war sie 21 %.

Der Verlauf der Morbilität und Mortalität war in den einzelnen Monaten in Kurzem wie folgt:

Im November 1860 wurde am 16. desselben das Allgemeine Hospital eröffnet. Malariafieber und Krankheiten der Respirationsorgane hielten sich das Gleichgewicht bei Engländern, Darm- und Unterleibs-Leiden waren etwa 3 Mal so viel vorherrschend. Bei den Sikhs waren Brust- und Darm-Leiden gleich häufig; Fieber nicht vorhanden. Leberleiden waren bei beiden Nationen sehr unbedeutend.

Im December steigerte sich die Mortalität. Ein Fall von plötzlichem Tode bei trunknem Zustande, begründet auf Herzhöhlen-

Erweiterung, trat bei heftiger Kälte auf. Die Sikhs litten viel an Malaria, Brustleiden und Rheumen, weniger an Darmaffectionen; Leberaffectionen fehlten bei ihnen ganz. Unter den Engländern kam Variola vor, auch wird Rubeola maligna als Ursache eines Todesfalles angeführt (?).

Januar. Die Mortalität steigt zu der Höhe der schlimmsten Monate von Hongkong unter den Engländern; den Indiern thut die strenge Kälte fast gar nichts Tödtliches an, auch sind ihre Leiden meist leichter Art. Darmleiden wurden bei der Kälte unter den Engländern schwerer; unerwartete Todesfälle traten bei plötzlichem Fall des Thermometers auf, besonders wo alte organische Herzleiden an bestanden. Gorden erinnert an die grosse Mortalität dieses Monates in demselben Jahre in London, die eine vielleicht grössere als je war, neuerdings nur von der Cholera 1848 in London übertroffen. Auch hier war damals die Kälte intensiv.

Der Todesfall unter den Sikhs in diesem Monat trat bei einem alten syphilitischen Opiumesser auf, der sich noch obenein heimlich von Chinesen hatte mercurialisiren lassen. Malaria, Lungenleiden und Darmerkrankungen waren die vorherrschenden Todesursachen bei den Engländern.

Es stellte sich allmählig eine stetige und auffallende Differenz des Gesundheitszustandes bei einzelnen Regimentern heraus, deren Ursachen nachgespürt wurde und in der Divergenz der Ansichten des Obersten und des Regimentsarztes über Hygieine bei den am meisten leidenden Regimentern entdeckt wurde.

Februar. Nachdem die strenge Januarskälte eine tödtliche Lese unter den Schwächlingen gehalten, besserte sich der Gesundheitszustand in dem noch kälteren Februar auf Grund jenes Aufräumens. Die Mortalität sank von den 78 pro mille des Januar auf 24 $^0/_0$. Es scheint sich allmählig herauszustellen, dass die grössere Mortalität der Engländer auf den früher durchgemachten Strapazen der betreffenden Mannschaften in Indien, Canton etc. beruht. Die Sikhs litten etwas mehr an Malaria und Rheuma als die Engländer, weniger an Lungen- und Darmleiden, gar nicht an Leberentzündung etc. Der Todesfall an Hydrophobie soll nicht durch Biss des betreffenden Hundes erfolgt sein.

März. Darmleiden greifen mehr um sich, tödtliche Intermittenten treten auf; Complicationen häufen sich und fordern mehr

Opfer; so z. B. treten Malariafieber, Dysenterie und Bronchitis hintereinander in einem Individuum auf. Die Sikhs leiden immer noch „gegen Erwarten“ (!) an Malariafieber beträchtlicher als die Engländer. Die Officiere sind, wie sich immer deutlicher herausstellt, die kränkste Klasse der Besatzung.

April. Darmaffectionen und Rheumen herrschen unter den Sikhs vor; Malariafieber tritt mehr bei ihnen zurück. Beklagenswerth ist wieder, wie so oft bei englischen Autoren, die Bezeichnung der Fieber; hier wird wieder einmal von Fiebern mit Roseola-Exanthem, Gehirncongestionen, Delirien, träger, weiter Pupille etc. gesprochen. Die Beschreibung ist zu verdächtig für Malaria, zu ungenau für Typhus! Wann endlich werden sich die englischen Militärärzte an diese Nomenclatur gewöhnen statt ihrer ewigen Febr. c. c.? Auch ein „nicht sehr heftiges Fieber mit Verdichtung des Lungengewebes“ giebt uns der Verfasser zum Besten!! Was soll man nun dazu sagen?

Sonst nahmen Lungen- und Darmleiden etwas ab bei den Engländern. Ein Fall von Tetanus traumaticus, nach einem Hufschlag an die tibia, lief trotz Chloroform, Aconit, Croton, Calomel etc. am 25. Tage tödtlich ab, ohne dass die Section Resultate gab. Die Complication der Leiden nahmen zu.

Man versuchte einen Theil der Garnison in einem Zeltlager ausserhalb der Stadt unterzubringen und führte nun eine vergleichende hygieinische Statistik ein. Schon nach 14 Tagen stellte sich heraus, dass Fieber (contin. und interm.) und Venerie im Lager vorherrschten.

Mai. Mit zunehmender Hitze steigt „wider Erwarten“ die Morbilität unter den Indiern. Fieber und Rheumen nahmen unter den Engländern zu; andere klimatische Leiden nahmen ab. Die Indier litten doppelt so viel an Fiebern wie im April und mehr an Darmleiden als die Engländer. „Wie China in socialer, politischer und fast jeder sonstigen Beziehung im Widerspruch gegen die andern Nationen steht, so scheint es auch in seinen Krankheitszuständen von denselben zu differiren (?).“ Es wird erwähnt, dass das vergangene Quartal in Hongkong eine Jahres-Mortalität von 16 pro mille ergeben hat, während Tientsin bisher (seit November) 71 pro mille, im Februar—April aber 36 pro mille aufgewiesen hat.

Die Fieber sind wieder ganz und gar durcheinander geworfen; es wird ausdrücklich erwähnt, dass die tödtlichen Fälle davon entweder an cerebralen Complicationen oder ausgedehnter Erkrankung der Drüsen-Plaques des Darmes litten. „Letztere Varietät der Krankheit (!!) war ferner durch eine Eruption, die allen Anschein von Petechien trug, ganz wie beim Typhoidfieber Englands (!) charakterisirt.“ Warum das Kind nun nicht beim rechten Namen, Petechial-Typhus, nennen? Die Mortalität an Fiebern überstieg die des März um das dreifache, während die Zahl der Erkrankungen daran fast dieselbe war. Temperatur-Zunahme verursachte also nicht mehr Neuerkrankungen, und es fragt sich noch, ob die Mortalitätszunahme damit in Verbindung steht.

In dem Lager nahmen die Fieber nicht zu, wohl aber wuchs die Zahl der Kranken durch venerische Uebel so an, dass bei erster passender Gelegenheit das Lagersystem aufgegeben wurde.

Juni. Unter den Engländern doppelt soviel Fieber wie im Mai, drei Mal soviel an Darmleiden; nur wenige mehr an Lungenleiden und Leberaffectionen. Rheuma nahm ab. Bei den Sikhs bleiben die Fieber wie im Mai, Darmleiden doppelt soviel, etwas mehr Rheuma, keine Leberleiden. Manche plötzliche Todesfälle bei organischen Herzleiden traten auf bei Zunahme der Temperatur, wobei an dergleichen Fälle bei der Kälte des Januar etc. erinnert wird. Ein Fall von Fieber war mit „Hitz-Apoplexie“ complicirt und genass durch Arteriotomie der Temporalis. Wenig intermittirende Formen, keine so schweren Milzaffectionen wie in Indien, aber es trat sehr bald Oligämie ein. Die Dysenterie trat insidiös, unter gelinden Durchfällen etc., auf und steigerte sich allmählig zu furchtbaren Zerstörungen, ganz anders wie in Indien, wo sie meist acut vorkommt. Reconvalescenz schleppte sich nun immer länger hinaus und das Hospital wurde immer dichter bevölkert. Ein Fall von „continuirlichem Fieber“ (Typhus?) war mit Gangrän des ganzen rechter Unterschenkels complicirt.

Juli. Die Morbilität erreichte eine nie gekannte Höhe; 224,68 ‰ Engländer, 124,92 ‰ Sikhs. Fieber unter jenen doppelt soviel wie vorher, unter diesen um die Hälfte weniger, Lungenleiden dort etwas mehr verbreitet, hier ganz fehlend, Durchfälle und Dysenterie erschreckend um sich greifend, unter diesen weniger heftig. Hepatitis und Icterus (?) bei beiden vermehrt, bei den Sikhs aber ganz leichte Formen. Bei fast allen Dysenterie-Fällen traten Leberentzündungen und Abscessbildungen in diesem Organ, theils offen, meist aber versteckt, auf. Einige Fälle von Cholera sporadischer Natur, aber ganz wie die indische Form, traten auf. In einigen choleraähnlichen Fällen sollen „extensive Verschwärungen und Röthung der Magenschleimhaut" gefunden worden sein. Die pathologisch-anatomischen Mittheilungen, die ein späteres Capitel behandelt, sind aber von so zweideutiger Natur, dass man gerechte Zweifel auch gegen diese hier hegen muss. Auch Sikhs und Chinesen starben an Cholera mehrfach, wie dies alljährlich zur heissen Zeit in Tientsin unter letztern vorkommt.

Ein Recruten-Detachement aus Hongkong stiess in diesem Monat zu der Armee, 249 Köpfe. Viele schon litten unter klimatischen Einflüssen Hongkong's und man erwartete vom Norden China's Besserung ihrer Constitutionen. Wie man sich darin täuschte zeigte, eine vergleichende Statistik: von alten Leuten des Regimentes erkrankten in der Zeit vom 17.—31. d. M. 9,08 %, von den Recruten 30,13 %; von jenen starben 0,61 %, von diesen 2,00 %. Fieber, Dysenterie und Insolation (mehr wohl Hitzschlag) forderten die meisten Opfer, besonders unter den Recruten. Von Insolation etc. wurden alle Altersklassen befallen, junge Leute aber mehr, auch solche, die wegen anderer Krankheiten im Hospital waren.*) Prädisposition durch Trunksucht will Gordon nicht bemerkt haben. Kalte Uebergiessungen waren das erfolgreichste Mittel. Vom 17.—23. häuften sich die Fälle täglich, 56 im Ganzen, wovon 15 starben, 6 geheilt wurden und 35 in Behandlung blieben. Das Temperatur-Maximum dieser 7 Tage schwankte von 35° C. bis 42,5° C., das Minimum von 23° bis 28° C. Auch bei Dysenterie und Cholera nahm die Mortalität in dieser Zeit sehr hohe Zahlen an.

August. Fieber nehmen bei den Engländern ab, mehren sich bei den Sikhs. Ihr schwerer Charakter wird milder. Lun-

*) Vergleiche darüber auch eine kurze Mittheilung in Virchow's Archiv XXIII, 3. und 4. Es ist leider keine genaue Differenz zwischen Insolation und Hitzschlag gezogen; es sollen nach mündlichen Mittheilungen, die Schreiber dieses gemacht wurden, viel mehr Fälle des letztern vorgekommen sein, ohne Exponirung an die Sonne.

genleiden nehmen bei jenen an Zahl und Hartnäckigkeit zu, besonders Tuberculose (— Eine alte Erfahrung der Tropen. F. —), bei diesen fehlen sie fast ganz. Dysenterie etc. hat an Ausdehnung verloren, aber an Intensität sehr bedeutend zugenommen, besonders durch Hepatitis-Complication. Die Recruten waren auch jetzt noch immer im Nachtheil; das nördliche China zur heissen Zeit ist mörderischer als das tropische.

S e p t e m b e r. Beträchtlicher Nachlass der Morbilität mit dem Fallen der Temperatur, während die Mortalität noch sehr gross ist bei den in der heissen Zeit erworbenen Leiden. Sikhs noch immer freier von klimatischen Leiden als die Briten; doch haben sie dreimal mehr Leberleiden durchzumachen. Die Recruten stehen noch immer in ihrer Erkrankung zu der der gedienten Leute wie 16: 5, in ihrer Mortalität wie 5,04: 1,80. Etwas Besserung dieser Verhältnisse ist ersichtlich; für klimatische Leiden war sie sogar bedeutender als bei den alten Soldaten. Insidiöse Leberabscesse begleiteten noch fortdauernd die Dysenterie.

O c t o b e r. Fieber ebenso verbreitet wie im September; Lungenaffectionen liessen sehr nach, weniger die Dysenterie und Rheuma, während Leberleiden sich häuften.

N o v e m b e r. Fieber abnehmend, Lungenleiden beträchtlich vermehrt, Dysenterie und Leberleiden nehmen bedeutend ab. Die Mortalität würde für englische Verhältnisse keine sehr grosse sein.

Folgende Tafel zeigt die numerischen Verhältnisse der Morbilität an klimatischen Affectionen beider Nationen.

Monat.	Nation.	Fieber.	Lungen-leiden.	Magen- und Darmleiden.	Rheuma.	Leber-leiden.
December 1860	E.	0,72	0,56	1,44	0,18	0,05
	S.	1,02	0,46	1,02	0,54	0,00
Januar 1861	E.	1,50	4,06	2,07	0,54	0,36
	S.	3,08	3,08	0,68	1,02	0,00
Februar . . .	E.	1,20	2,85	1,23	0,54	0,23
	S.	1,71	0,34	1,03	1,03	0,00
März	E.	1,62	1,09	1,48	0,50	1,53
	S.	1,72	0,34	0,08	0,34	0,00
April	E.	1,25	0,94	1,28	0,29	0,35
	S.	0,68	0,34	1,73	0,68	0,00
Mai	E.	1,52	0,20	0,96	0,43	0,17
	S.	2,07	0,00	1,38	0,34	0,00
Juni	E.	3,36	0,24	2,98	0,35	0,24
	S.	2,06	0,34	2,42	0,68	0,00
Juli	E.	5,73	0,35	7,22	0,38	0,41
	S.	1,39	0,00	3,47	0,34	0,69
August	E.	3,71	0,40	5,42	0,27	0,65
	S.	2,03	0,33	1,73	0,67	0,00
September . .	E.	1,74	0,32	3,31	0,40	0,27
	S.	0,94	0,00	0,62	0,00	0,31
October . . .	E.	0,75	0,15	3,06	0,34	0,55
	S.	eingeschifft nach Japan.		—	—	—
November . .	E.	0,55	1,31	2,06	0,35	0,20
	S.	wie vorher.	—	—	—	—

Die vergleichende Statistik der einzelnen Regimenter, die hierauf folgt, ist weniger von Interesse. Bei einzelnen, so bei der 4. Batterie der 13. Artillerie-Brigade, sowie beim 2. Bataillon des 60. Schützenregimentes, wird ausdrücklich Typhoid erwähnt, und zwar bei jener auf der Reise von Madras nach Singapore, also mitten in den Tropen und in der Höhe des Meeresspiegels; auch war es nicht etwa an Bord geschleppt, sondern genuin und nahm mit der südlicheren Breite zu, so dass man in Singapore das Schiff evacuiren musste. Beim 60. Regiment war während der Fahrt unter der Küste der Typus des Malariafiebers ephemeral, wie auch schon bei der Erwähnung des Fiebers an Bord Sr. Maj. Schiff „Elbe“ dargelegt worden ist. In der Nähe von Peking trat Typhus bei diesem Bataillon auf. Jenes Factum ist also ein neuer Beitrag gegen die Lehre von der Typhusgrenze mit der Isotherme von 18°.

Das Capitel über die pathologische Anatomie unterscheidet Febris contin. comit. (mit vielen Fällen von evidenten Typhus-

Darmgeschwüren), Febr. typhus (angeblich nur 2 Fälle obducirt und diese ohne Angabe von Veränderung der Pegerschen Plaques) und Febr. intermittens! Bei Catarrh und Bronchitis läuft Tuberculose, Empyem, Pleuritis, Hydrothorax, Aneurisma der Aorta und allerlei anderes mit unter. Satis haec!

Ueber Hongkong und Canton findet sich noch manches Wissenswerthe in den früheren Capiteln. Zunächst wird die Aussetzung an die morgendlichen Nebel in Hongkong gefährlich genannt und damit das späte Aufstehen der Residenten entschuldigt. Die steigende Temperatur der Tagesatmosphäre soll das malariöse Gift vernichten; schon bei 50° Fht. (27° C.) soll die Wirksamkeit desselben aufhören. Auch für Gelbfieber wird dies beansprucht. (?) Dass Abend und Morgen die gefährlichsten Tageszeiten für Malaria-Regionen sind, ist aber schon eine alte Erfahrung, besonders der Westküste von Afrika. Von der Acquisition der Halbinsel Kauluhn, gegenüber Victoria, wird viel Gutes für die Gesundheit der Residenten erwartet. Die Nützlichkeit des auf dem Pic angelegten Sanatoriums (Differenz von der Stadt circa $4\frac{1}{2}$° C.) wird wegen der massenhaften Wolkenattraction und Feuchtigkeit, sowie wegen der Stärke des Monsun dort oben bezweifelt, obschon die Sanatorien des Himalaja (z. B. Simla) noch viel feuchter sind. Dort beträgt der Regenfall jährlich 300″, hier in Hongkong nur 80″. Auch Gordon bezeichnet den neu aufgedeckten Boden in Hongkong als die Malariaquelle, wozu auch die unzähligen Wasserfälle in den Felsschluchten während der Regenzeit beitragen. Trotz des Ueberflusses an Quellen tritt zuweilen von December bis Februar Mangel an Trinkwasser ein, wenn man nicht die künstlichen Reservoire hätte und noch vermehrte. Die meteorologischen Verhältnisse hat Gordon auch nicht ausführlich in Erfahrung gebracht, wodurch also auch wir entschuldigt zu sein hoffen. Für die ersten 9 Monate des Jahres 1861 giebt er folgende Data an:

	Thermometer. (Cels.)			Wassergehalt der Luft.			
Monate.	Maximum.	Minimum.	Medium.	Maximum.	Minimum.	Medium.	Niederschlag.
Januar . . .	23,5°	9,5°	16,75°	0,949	0,706	0,838	2,500″
Februar . . .	22,0	8,5	14,50	0,946	0,709	0,815	2,165″
März	24,5	13,0	17,00	0,953	0,632	0,814	0,415″
April	28,5	16,7	21,60	0,953	0,552	0,799	6,400″
Mai	30,5	17,25	25,75	0,973	0,676	0,828	15,472″
Juni	31,5	23,2	27,75	0,945	0,622	0,778	13,100″
Juli	31,5	24,0	27,50	0,945	0,609	0,846	14,279″
August . . .	33,5	24,0	29,00	0,894	0,623	0,742	5,160″
September . .	31,5	24,0	27,25	0,898	0,591	0.733	10,277″
							69,768″

Hiernach ist also die Feuchtigkeit der Atmosphäre wie des Bodens eine ganz enorme, die Wärme keine sehr bedeutende.

Die Mortalität unter den Truppen, Engländern und Sipahis in den ersten Jahren, 1841—44, der Besitznahme war wie folgt:

Monate:		Januar.		Februar.		März.		April.		Mai.		Juni.	
		Gestorben.	Jahres %	Gestorben.	Jahres %	Gestorben.	Jahres %	Gestorben.	Jahres %	Gestorben.	Jahres %	Gestorben.	Jahres %
1841	E.	Keine Notiz.											
	S.												
1842	E.	6	10,44	0	0	3	5,28	8	14,16	8	14,28	2	3,84
	S.	20	36,80	5	13,92	1	32,00	0	0	0	0	0	0
1843	E.	29	31,80	20	23,16	9	11,76	3	3,36	11	14,28	27	33,84
	S.	6	13,08	5	11,24	3	6,60	3	6,72	2	4,44	3	7,08
1844	E.	17	18,12	14	11,44	2	1,68	8	9,36	12	13,80	23	27,36
	S.	6	13,56	3	6,84	4	9,76	0	0,00	5	9,36	11	20,88

Monate:	Juli.		August.		September.		October.		November.		December.	
	Gestorben.	Jahres %	Gestorben.	Jahres %	Gestorben.	Jahres %	Gestorben.	Jahres %	Gestorben.	Jahres %	Gestorben.	Jahres %
1841 E.			3	4,68	12	19,08	1	1,68	0	0,00	3	2,88
1841 S.			15	25,20	8	13,44	4	8,60	6	11,64	11	22,20
1842 E.	45	87,60	48	101,40	16	33,36	10	25,92	?	?	19	23,28
1842 S.	9	16,08	20	37,20	16	26,52	3	50,04	?	?	3	6,48
1843 E.	38	49,50	41	56,64	45	65,64	59	82,32	51	75,84	35	49,08
1843 S.	4	9,60	4	7,68	4	7,68	19	37,56	8	16,08	4	8,28
1844 E.	26	33,24	25	28,92	16	22,56	23	33,36	31	43,80	18	19,80
1844 S.	21	37,44	30	50,64	24	43,56	34	62,64	13	24,24	3	7,80

Für 1842 war das jährliche Todesverhältniss hiernach bei den Engländern 21 %, bei den Sipahis 15 %; für 1843 war dies 39 % und 11 % unter den Soldaten, 10 % unter den Officieren. Für 1844 stellte sich das Verhältniss umgekehrt, nämlich wie 20 %: 25%, 9½ % bei Officieren. Unter der europäischen Civil-Bevölkerung war nur 2,1 % Sterblichkeit, und zwar „von schlechter Lebensweise“.

Als Commentar zu diesen Angaben giebt uns Gordon folgendes: Schon 1841 spürte man den ätiologischen Krankheitsmomenten bei einzelnen Regimentern nach. Wechsel der Casernirung schaffte keine ersichtliche Besserung, wenn nicht der Dienst soviel wie möglich eingeschränkt wurde. Die Baracken waren meist nur dünne Bretterhütten und Zelte aus Matten etc. Auch überfüllte Transportschiffe wurden entdeckt. 1842 bestanden schlechte Casernements noch fort, überfüllt, heiss und feucht, besonders in West-Point. Sipahis an Bord der Schiffe blieben gesund, erkrankten aber sofort, als sie Casernements an Land bezogen. Liederliches Leben der Leute konnte nicht angeschuldigt werden. Noch schlimmer im nächsten Jahre, ergiebt sich als Ursache davon, dass in dem kränksten Regimente langer Aufenthalt an Bord desselben Schiffes und unter der ganzen Küste des Landes während des Krieges, also grosse Entbehrungen, schwerer Dienst und rücksichtsloses Aussetzen an alle Witterungsverhältnisse vorlagen. Es waren 1278 Personen auf dem nur 1700 Tonnen haltenden Schiffe. Die besser accommodirten Officiere, auch besser verpflegt, blieben fast gesund, keiner starb.

Remittirendes und continuirliches Fieber (Typhus?) ergriff ein anderes Regiment in West-Point, ganz unmittelbar in der Nähe zweier tiefen Felsschluchten, deren Boden voll faulender vegetabilischer Massen steckten und deren Seiten theilweise terrassirte Ackerflächen (also umgewühltes und feuchtes Land) trugen. Sonst war keine andere Malariaquelle hier aufzufinden. Die Caserne war schecht gegen den Monsun abgeschlossen; lange Märsche und Nachtwachen an jedem 3. Tage kamen dazu. Ein anderes Regiment, welches aus Singapore kam, war schon vorher krank gewesen und erschwerte nur noch den Dienst der anderen. Endlich wurden 1844 die neuen Casernen und Hospitäler übernommen und damit fiel die Morbilität und Mortalität bald. Untersuchung der Morbilität unter den Truppen, je nachdem sie Parterre-Zimmer oder höhere Stockwerke bewohnten, ergab im August 1844, dass von diesen 24,51 %, von jenen 46,66 % erkrankten. Von jenen 24 % waren 10,32 % Fieber, 9,67 % Durchfälle, von diesen 46 % waren 27,02 % Fieber und 11,35 % Durchfälle. Keine Dysenterie wird dabei erwähnt. Die Gefahr der Parterre-Wohnungen ist also für Hongkong ganz evident bewiesen! Aus diesem Grunde gaben bald nachher die Civil-Bewohner ihre nach indischer Manier gebauten Bungalows (einstöckige Sommervillen) auf und erbauten sich mehrstöckige grosse steinerne Paläste, deren Erdgeschoss zu Speichern und Comtoiren benutzt werden. Auch in dem Dorfe Stoulty auf der Südseite der Insel herrschte viel Malariafieber mit rascher Ausbildung der leukhämischen Cachexie.

Neuere Nachrichten, von 1860—61, weisen unter den englischen Truppen in Hongkong und Canton eine jährliche Mortalität von 3,68 %, unter den Sikhs von nur 2,34 % nach. Februar bis April ist die gesundeste Zeit, October, Juni, August und Juli in steigender Reihenfolge die ungesundeste, der Mortalität nach. Die Engländer sterben meist an Malariafieber und Dysenterie, wenige an Phthisis und Apoplexie, noch weniger an Hepatitis. Die Sikhs sterben um weniger als die Hälfte an Malariafieber und etwa ³/₅ an Dysenterie, ausserdem noch an Lungenleiden, Rheuma, Herzleiden etc. Diese unterliegen also auch hier einer mannigfaltigeren Reihe von Krankheitsformen. Der bösartige acute Charakter der Malariafieber, dessen wir oben im Texte gedachten, hat sich ganz verloren, wie Gordon auch bestätigt. Erratische irreguläre Formen von grosser Hartnäckigkeit und schnelle Ausbildung der cachektischen Constitution sind jetzt vorherrschend. Die Dysenterie hat jetzt mehr asthenischen und scorbutischen Charakter angenommen, mit stetigem Blutströmen aus dem Darmrohr; hieraus ergiebt sich also wohl ein Fingerzeig für die so äusserst schwierige Behandlung dieses Leidens. Schnelle Entfernung in andere gesündere Gegenden oder Heimkehr nach Europa bleibt immer noch das beste Refugium. Hepatitis ist spontan selten, aber gewöhnliche Begleiterin protrahirter Dysenterie. Phthisis unter den jüngeren Soldaten bleibt auch hier die Crux medicorum; sie ist ganz ebenso unzugänglich wie in allen Tropen-Gegenden, verschlimmert sich unter den militärischen Verhältnissen offenbar. Apoplexie und Insolation sind viel seltner als in Indien. Die Enthaltsamkeit der Sikhs von Fleischnahrung, wenigstens der nur ausnahmsweise Genuss derselben und ihre indische Kleidertracht bedingen bei denselben allgemeine Schwächezustände, Rheumen, Lungen- und Herzleiden.

Es folgt noch eine Vergleichung der Fieber der Goldküste mit denen von Hongkong; ihre grosse Aehnlichkeit wird der Einwirkung gleicher atmosphärischer, besonders aber terrestrischer Umstände zugeschrieben. Hier wie dort bildet Gneis und Granit die Unterlage des Bodens, auch Glimmerschiefer. Schnelle Zersetzung dieser Massen findet an beiden Orten statt und es folgt Bildung eines thonigen zähen Niederschlages, der sich überall niederlässt, wo er auf Spitzen und Vorsprüngen, in Schluchten und Ebenen, auf Terrassen, Aeckern und Abhängen einen noch so kleinen ebenen, oder weniger geneigten Platz vorfindet. Die Autorität von Montgom. Martin für die Vorliebe der Malaria für solche Localitäten wird citirt. Kohlensäure und Stickstoffgas soll aus der chemischen Action der Luft auf diese Strata hervorgehen. „Die Strata, einem reichen Dünger ähnlich, hauchen einen fötiden Geruch von der übelerregendsten Beschaffenheit aus, der zur Nachtzeit sich als tödtliches Gift bewähren kann.“ Das Hill-fever (Hügelfieber) in Indien haust nach Dr. Heyne gerade auf Hügeln und Bergen, deren Grundlage Granit (Quarz, Feldspath und Glimmer) und eisenhaltige Hornblende ist, während andere, von damit differirender geognostischer Natur, constant davon frei sind.

In Canton herrscht noch immer die perniciöse Form der Fieber, so häufig aber dem Sonnenstich ähnlich, dass die Diagnose oft schwer ist. Störungen der Gehirnfunctionen bleiben oft zurück. Hier litten die Truppen am meisten, die auf den „Höhen“ stationirt waren, entfernt also aus der niedrigen Malaria-Atmosphäre, während die Indier (Sipahis), in Casernen dicht bei grossen Teichen und

Sümpfen, aber ferne von den Höhen fast gar nicht daran litten. (Es fragt sich, ob man nun auch die Localität der englischen Casernements gehörig inspicirte und ob sich hier auf den Bergen auch Granit und Gneis, nicht etwa die schon erwähnten kleineren und grösseren Deposita aus dem Gestein auffinden liessen. Man vergleiche darüber das im Text bei Hongkong Gesagte). Für Dr. Gordon bleibt dieser Widerspruch ein ungelöstes Räthsel.

Schliesslich noch eine ausführlichere Witterungs-Tafel für Canton.

Monate.	Thermometer. (Celsius.)					Mittlerer Barometer-stand.	Mittlerer Regenfall.
	Mittleres Maximum.	Mittleres Minimum.	Medium.	Beobachtete Maxima.	Beobachtete Minima.		
Januar . . .	14,00°	7,25°	10,60	18,50	— 1,50	30,23″	0,675″
Februar . . .	14,50	7,25	11,00	20,00	+ 0,75	30,12″	1,700″
März	21,75	15,50	18,50	26,05	7.25	30,17″	2,150″
April	24,50	20,50	22,50	29,00	15,00	30,04″	5,675″
Mai	25,60	22,75	24,25	30,00	20,50	29,89″	11,850″
Juni	29,00	26,10	27,50	31,75	23,5	29,87″	11,100″
Juli	31,25	29,00	30,00	34,50	27,25	29,84″	7,750″
August . . .	30,00	28,25	29,25	32,25	26,05	29,86″	9,900″
September . .	29,00	26,00	27,50	31,25	24.00	29,90″	10,925″
October . . .	24,50	21,00	22,80	29,50	15,50	30,04″	5,500″
November . .	20,00	16,20	18,00	26,05	9,00	30,14″	2,425″
December . .	17,25	11,10	14,25	20,50	4,50	30,25″	0,975″
Jahresmittel .	23,25	19,50	21,50	27,50	14,25	30,03″	70,625″

FSC
www.fsc.org
MIX
Papier | Fördert
gute Waldnutzung
FSC® C083411

Zeitfracht Medien GmbH
Ferdinand-Jühlke-Straße 7
99095 Erfurt, Deutschland
produktsicherheit@kolibri360.de